オペイチロー、世相を斬る！

木村健 著
Ken Kimura

松柏社

目　次

第1章
オペのイチロー　ニッポンにメス

第2章
オペのイチロー　アメリカンライフ

第3章 オペのイチロー 本領発揮

第4章 オペのイチロー メスを措《お》く

第1章

オペのイチロー
ニッポンにメス

1 アメリカで生存するには

すべてが自己責任の国

スーツケース三個、炊飯器、ゴルフバッグを持って、この国に移り住んだのは、五十にあと一歩という四十九歳だった。外科医としての仕事が軌道に乗ると、すぐさま老後が心配になり始めた。何しろ五十歳になって、異国で一から始める人生だ。これから先、働けるのはせいぜい十五年ほどだろう。それから先の生活の糧は、その間に貯えておかねばならぬ。そう考え始めると、先行きの心配は暗雲のごとく広がっていく。

質素な暮らしには、子どものころから馴れている。だが、引退したあとの数十年間を過ごす住居と暮らしの貯えは要る。先立つものなくして人生の設計は立たない。

出会う人ごとに、財テクの手段や方法を尋ねてみても、納得のいく答はくれない。アメリカでは、それぞれの蓄財方法は個人の最高機密である。めったなことで他人に明かすものではないという。ならば独学でその方法を学ぶしかない。五十の手習いさながら、アメリカ式財テク法を習い始めた。

アメリカの年金

アイオワ大学病院の外科スタッフ医師に就任した際のオリエンテーションで、この国の勤労者には、二通りの年金があることを知った。一つは、米国の就労者全員が強制加入する社会保障年金だ。ニッポンの国民年金のように、給料の額に応じた比率で労使が拠出した額を、毎月税金として積み立てる。六十五歳を過ぎて引退すると、特定の計算式によって算出された額の年金の支給を受け取る。ニッポンの社会保険庁が管轄する年金のシステムとよく似ている。

もう一つは、勤労者が個人で積み立てる退職年金だ。この年金は４０１Ｋという名称で知られている。アイオワ大学病院職員の場合は、課税前の給料の五％に病院がその倍の一〇％を加え、給料の一五％にあたる額を原資として毎月積み立てる。大学病院はその引当金を予算に計上する義務がある。この退職年金積み立てに加入するのは、各職員の任意だ。たとえば大富豪で退職年金など不要という人には、加入の義務はない。

退職年金の原資は所得税の課税前に差し引いた積み立て金だから、年金として積み立てファンドから引き出すときには、もちろん、所得税がかかる。税金といえば、給料から所得税と住民税を強制的に引かれるのがニッポンの常識だ。アメリカでは、サラリーマンも含めた全国民が確定申告をする。納税に備えて、給料の何パーセントを積み立てるかも、本人が決める。だから、アメリカンの納税者意識は、ニッポンとは比べ物にならないほど厳しい。

年金は納めるときから個人のもの

アイオワ大学職員の年金が、ニッポンの公務員の取られ放しの年金と違うところは、拠出した元資が納めたあとも永久に本人の支配下にあるという点だ。

「さあ、どうなさいます。年金に加入しますか？　入る入らないは、あなたの自由です」

職員の福祉厚生担当の女性スタッフが尋ねてくれるが、判断するだけの基礎知識がない。こうした知識はこの国に生まれ育った人間なら、肌になじんだ空気のようなものだろう。選択の範囲の狭い日本で、永年政府の言いなりで暮らしてきた身では、迫られても判断に困る。分からないから、あなたの意見を聞きたいと女性に伝えると、「月々の掛け金は上限いっぱいということにして、了承のサインをここに」と言われるままに署名してしまった。

「月々の掛け金は、米国大学職員組合の投資ファンドに積み立てることになりますが、よろしいですか」

「結構です」

「では、どのファンドに投資するか選んでください。安定成長のＴＩＡＡと、リスクは少々高いですが大きな運用益が期待されるＣＲＥＦという株式ファンドが主ですが、ほかにもいくつかファンドがあります。一番安全なのは、マネーマーケットファンド。これは、銀行の定期預金とほぼ同じ利率の成長率ですが安全です」

「ちょっと待ってください。投資の知識が全くないものですからファンドという意味すら分かりません」

「この国に来られたばかりですから、分からなくて当然です。少し砕いて説明しますと、TIAAというのは、ダウ平均の三十銘柄を軸に比較的安定した複数業種、多数企業への投資です。一方のCREFFというのは、基本はTIAAと同じですが、株価の上下するベンチャー企業も投資の対象にしていますから、波に乗れば大きな運用益が期待できる代わりにリスクも伴います」

「わたしのような立場だと、ほかの皆さんはどうされています？」

「TIAAとCREFFに半分ずつというのが一般的です。あら、わたしが、投資のコーチをしてはいけないのに」

「いや、ありがとう。では半々にしてください」

「ほかにもいろんなファンドがありますが、それはまた勉強してから選んでください。署名したあとでも、気持ちが変わったら、ファンドはいつでも乗り換えができますから、ご安心ください」と、言ってくれてほっとした。

しかし、これで安心していたのでは、将来の生活安定はおぼつかない。投資関係の本を読み、新聞の経済面に眼を通し、アメリカンの株の話題に耳をかたむけ、大いに勉強した。二年も経つと、いっぱしの通になり、アメリカンのスタッフが「投資のことならケンに尋ねろ」というレベルに到達した。

大学職員組合の退職年金ファンドの資金は、組合が雇った投資プロのファンドマネージャーの采配によって、他種数百社に振り分けて投資運用される。それぞれの加入者は、各自が選んだファンドに個人口座を開き、資金の成長状況を、インターネットでも電話でも、常時知ることができる。

ニッポンの社会保険庁のように、年金加入者から徴収した掛け金を巨大な資金プールにぶち込んで役人が勝手に運用し、個々の加入者はその詳細を知る術もないというニッポンの年金システムとは、根本的に違う。かたや全体主義、もう片方は個人主義の違いだ。アメリカで、ニッポンのシステムによって年金資金を運用したら、年金に加入するものは一人もいないだろう。

各個人が個別口座を持つアメリカの年金は、加入した時点から退職するまでの期間、個人が自己責任で管理運用する仕組みだ。大学職員組合からは、三ヵ月ごとに所有する各ファンドの運用記録とともに、この調子で掛け金を投入し続けると、たとえば六十五歳に退職すると設定した場合、その時点から毎月受け取れる年金の予測額を計算して報せてくれる。加入者は、この数値を見ながら、将来の生活設計を立てる。

投資の対象を株式とするCREFファンドは、一九九〇年からの十年間でTIAAファンドの二倍以上成長した。銀行の定期預金とほぼ同じ成長率のマネーマーケットファンドと比べると、実に四倍近い成長を遂げたのにはびっくりした。

大学職員組合年金ファンドの過去五十年間を振り返ってみると、投資した資金は毎年平均ほぼ八パーセント成長している。この成長率で運用益を再投資していくと、大学卒業生が二十二歳で大学教官に就任すると同時に拠出した百ドルは、四十五年のちに彼が六十七歳で退職する時点には、なんと百六十倍の一万六千ドルに増えているという。人間も投資も、成長には年月がかかるのだ。

五十歳で就任し六十五歳で退職したわたしには、十五年間に限られた年月しかなく、それほどの成長は期待できなかった。それでもニッポンで公立病院に十七年勤めた厚生年金の受給額と比べると、ハワイで日々快適な暮らしを維持できるほどの年金額を手にしている。

投資は罪悪ではない。

ニッポンに住んでいたころは、「投資」という言葉を聞くだけで、欲深い金の亡者が、上がった下がったの株取引に血眼になる姿を想像して、不快だった。当然のことながら、「投資」はどこか他の世界の習慣のように思ってきた。だが、資本主義の本山であるアメリカに移り住むと、「投資」を知らずには生きていけないことを悟った。

教授に昇進し、アイオワ大学の終身身分保障を取得したころ、ふとしたきっかけでジョンに出会った。ジョンはボストンに本拠を置く大手生命保険会社のアイオワシティ支店長だ。各種保険の代理店のほかに、投資コンサルタントが本業である。

幼いころヨルダンから家族とともに移民としてやって来て、東部の大学で経営学を学んだのち投資ビジネスに入ったジョンは、この道三十年というベテランである。もらった名刺の裏には、アイオワ大学からほかの州の大学に移っていったニッポン人研究者二人の名前と電話番号が書かれていた。そのうちの一人は世界的に高名な宇宙科学者だった。

ジョンは「二十年間にわたり、投資コンサルタントとして二人の財産管理をしてきました。わたしの信用については、このお二方に電話で尋ねてみてください」と胸を張る。

これから先の人生は投資コンサルタントの良し悪しによって決まる。そこで、思い切って電話してみることにした。久しぶりにニッポン語で交した会話の結論は、「もしも二十年前ジョンと出会う機会がなく、資産運用をしなかったら、今、人生を安泰に生きることはできなかっただろう」ということだった。

なにしろ投資だ株だ投資信託（Mutual Fund）だ運用益だなどは、生まれて初めての関心事だ。ノーテンキといえばそれまでだが、わたしと同年代でニッポンの大学に勤める医者は同じようなものだ。

それでも一人の人間に全財産を託すとなると、一抹の疑心がつきまとう。ジョンの長年の友人で彼に財産管理を任せているという一般外科の教授に問い合わせると、「ジョンは、人を裏切るようなことは絶対にしない信用のおけるヤツだ」というお墨付きをくれた。

「投資コンサルタントは何でメシを喰っているの」率直にジョンに尋ねてみると、「コミッションですよ。投資額の五％を手数料としていただいています」と言う。

ジョンの話によると、投資には、大まかに分けると個々の株式を売買する株取引と、数十もの業種の数百社の株を共同購入する投資信託の二つがある。アメリカには、わたしのようなド素人でも簡単に投資できる投資信託を扱う会社は数百社あり、目的に応じたファンドを数百種類も取り揃えている会社もある。

投資コンサルタントは、オフィス以外の場所で、立ち話や、茶飲み話で投資の相談に乗るのを法律で禁じられている。オフィスにアポを取り訪問すると、ジョンは、投資の仕組み、各ファンドの利点欠点、リスク、自己責任などを黒板に書いた図やグラフを使って、明解に解説してくれた。おかげで投資の意味のあらかたの筋はつかめた。一年間に元手である運用資金の八％以上利益が上がらなければ、この国では投資とは言わないのだ。年利五％の定期預金も七・二％の米国国債も、資産運用の面からみると不良投資だという。定期の年利が五％なら、投資の運用益はそれ以上でなければ、銀行は破産すると力説する。ジョンの授業で、アメリカ人が銀行預金をしない理由が理解できた。ニッポンでは、会社の全株主の八〇％は企業だそうだが、アメリカでは個人が八〇％だ。ニッポン人には今でも、投資で金儲けをすることを毛嫌いする昔からの血が流れていて、ファンドビジネスを「株屋」と称し低くみる傾向がある。「株屋」に騙された人が多いのもその理由だろう。このことをジョンに話すと、「アメリカでも以前には、株屋が投資者を騙すのが社会問題になった時期がありました。今は規制が厳しく敷かれたので、たとえば『この株を買うと儲かります』というアドバイスはご法度です。だから、こうしてオフィスで、投資の仕組みの説明をして、あとは顧客の自己責任による決断を待つというスタイルになったのです」

ジョンは、これから先、何年間働くつもりかと尋ねる。「それによって、退職後のマネープランを立てましょう。九十歳まで生きるとして、大不況が来ても、インフレで物価が倍になっても、快適な生活を維持できるようにプランしてさしあげます」という。ニッポンでイメージしていた「この株買いなはれ。絶対もうかりまっせ」という『株屋』のイメージとはほど遠い。資産管理プロの姿がそこにあった。
ジョンと知り合って十六年。今も友だちとして付き合っている。ジョンのアドバイスしてくれたことは、「資産を増やす」のではなくて「資産を護る」と言えば適切だろう。ニッポンにも、このような職種はあるのだろうか。

［1998・5］

2　いずことて子どもは頭痛の種なり

少年犯罪

衛星を通して送られてくるニッポンのニュースを観ていると、まるで暗い出来事ばかりを選んで送っているのではないかと、ディレクターの性格を疑いたくなる。中学生の殺人事件や自殺がどうしてこんなに多いのか。その度に画面では、「あってはならぬことが起きました。職員一同全力をあげて、二度とこういうことのないよう再発防止に取り組むつもりです」と同じ語り口で最敬礼をしてその場をしのぐ学校責任者の姿が白々しい。報道陣から「原因はなにか、再発防止のためには、どういう手段を取るのか」という問いも出ないのはなぜだ?

アメリカのメディアなら、「再発防止には、いつから、どんな手段により、誰が、どんな方法で取り組むのか」と追求を緩めない。答える側もこうした具体策なしにはインタビューには応じ切れない。ニッポンではひたすら頭《こうべ》を垂れて謹慎の姿勢を見せ、畏《かしこ》まって詫びていれば、そのうち追求の手は弱まり、世間は時と共に忘れてくれる。これがもっとも無難な策だ。具体策を述べるのは禁忌。揚げ足を取られてはたまらない。黙したまま、ひたすら詫びの姿勢を取り続ければ、最終的には許してもらえる。だから、何も解決しない。メディアも別の事件が発生すると、昨日までのことはけろりと忘れ、新しいネタを追う。学校関係者にしてみれば、屈辱に耐えながら、ひたすら伏して詫びる姿勢を保った甲斐があったというものだ。

対処は日米で違う

アメリカの少年犯罪のスケールはニッポンの比ではない。つい数日前、アーカンソー州の田舎の中学校で十一歳と十三歳の少年が、先生に叱られ、ガールフレンドにふられたためぶちキレて、自宅から父親のライフルを持ち出し、四人の少女と女教師合わせて五人を撃ち殺してしまった。事件は計画的で、教室にいた生徒と先生を外におびき出すために火災報知器を鳴らしたというから、悪ガキにしては頭脳的作戦をよく思いついたものだ。

全国紙のUSA TODAY紙は、犯人の少年およびその親たちを顔写真つきの実名で報道したが、反論は一切見られなかった。

数ヵ月前、ミシシッピー州で起きた十四歳の中学生の銃乱射による複数のクラスメート殺人事件でも、犯人の少年は実名顔写真つきで報道された。少年は成人の場合と同様に法延で裁きを受け、判決に従って刑に服するそうだ。

ニッポンは子どもに甘い？

アメリカ各州の法律は異なるが、未成年犯罪者に死刑の判決が下る州もあり、十二歳で死刑判決を受けた例もある。アーカンソー州の十一歳と十三歳の場合は、少年院で十八歳になるまで保護観察下に置かれ、あとは自由の身になるのだという。

「それはフェアでないわ。亡くなった少女や先生の遺族の身になって考えてごらんなさい。犯人にはしかるべき罰が与えられて当たり前でしょう」

アーカンソー州の発砲事件について、アメリカンのワケ識り女史が憤る。

「しかし、当人たちは十一歳と十三歳の子どもですよ」

「いくら子どもといってもクラスメートを撃ち殺すために、火災報知器のベルを押しておびき出したという知能犯です。アメリカ市民の一人として許すことはできません。十四歳以上なら成人同様に罰せられるけれど、自分たちの年令だったら刑罰の対象にならないと知ってしたことではないのかしら。この社会は子どもに甘いんだから」

硬派で鳴るアメリカンオバさまの弁はなかなか鋭い。

「このアメリカ社会が甘いとおっしゃるなら、ニッポンはいったいなんと言えばよいのでしょう。十八歳未満の未成年が犯した事件は、少年保護法という甘くやさしい法律で罪とみなさず、単なる非行もしくは過ちだったと解釈してもらえるのですぞ。非行や過ちから立ち直るチャンスをつぶしてはならぬという心広い思いやりから、名前入りの報道はおろか、顔写真の公表などは絶対に御法度というのですから、これこそ悪ガキ天国と言うべきでしょう」

「でも東洋の国では未成年のいたずらに厳しい罰が与えられると聞いておりますわよ。いつぞやシンガポールだったかしら、アメリカの少年が他人様の乗用車に釘か何かで引っ掻き傷をつけたことがありましたね。あの少年は、アメリカ中から体罰だけはやめてという嘆願書が送られたにもかかわらず、お尻をひどく叩かれるお仕置きを受けました。今のお話ですと、ニッポンはシンガポールとはまるで正反対の国のようですね」

「シンガポールでは麻薬を持っているだけで死刑になると聞いています。道路にツバを吐くと何百ドルかの罰金。煙草の吸殻やガムを捨てると逮捕されます。長髪の青年は入国を拒否される時期もありました。街は清潔で安全、まさに法治の鑑ですな」

「ニッポンの社会でも公共の益を害した者は、和を乱す者とみなして、世間から疎外されるというではありませんか。そんなに厳しい掟のある社会が、なぜ子どもにだけは甘いのです?」

「それはむかしの話。いまのニッポンの子どもたちはみんな、純真で雪のように真っ白な素直な心を持った生きものなのです。大人のように邪心に汚されてしまった動物とは異なるものということでは衆目一致、これに逆らう者すなわち邪心の持ち主として世間さまからたたかれるのですぞ」

「あほらし。今どきそんな雪のように純真無垢な子どもがいたら是非一度お顔を拝見したいものだわ。このアメリカでは、働いて税金を納めている『善良な市民』の暮らしを脅かす者には、女子どもを問わず相当の償いをさせ、その戒めによって、社会の治安を維持しているのです。すべての法律は『善良な市民』を守るために作られ、機能しているのよ」

手強いアメリカンのオバ様はもっともな意見を吐いてくれる。

価値判断の基準を何処におくか？

「最近のニュースを見ていますと、ニッポンでも中学生が刃物を使った殺傷事件が連日のように起きているではありませんか」

「心痛ましいことです」

「テクノロジー大国のニッポンですから、早速、空港で使われているような、金属探知装置やX線探索器などを大量発注されたことと拝察しておりますわ。各中学校からワンセットずつ発注があったとしたら、全部で万を超す数になるでしょう。もしかしたらこれをきっかけに冷えきったニッポンの景気も回復に向かうのでは？」

「冗談はよしてください。学校の教育者にとっては生徒の人権と相互の信頼を守るのが第一義ですから、身体検査や持ち物チェックなど、そんな空恐しいことは口に出すのもはばかられるのです」

「信じられません。それではいったいどういう方法で、『普通の善良な生徒』や教師を凶器から保護するのか教えてちょうだい」

「だから、今言ったように、教師は生徒の間に信頼関係を保つことによって、子どもたちにナイフを持つのをやめるよう根気よく説得するのです」

「それで効果があるとお考えですか。説得に行った先生がブスリとやられたらどうします。生命をかけても説得してみせるという教師なんて、いくらニッポンでも今どきいないでしょう。わがアメリカでは、自慢ではありませんが、金属探知器を校門にセットした学校がたくさんあります。ロッカーは学校の財産であって一時的に生徒に使用を許しているだけですから、当然学校が合鍵を持っていて随時開けて中を検査する権限を持っています。凶器となるものが発見されたら、これを取り上げる権利も持っています。第一義とすべきは、凶器から『普通の善良な生徒』や教師を守ることです。普通の生徒たちは、校内で凶器をふりかざす恐れのある悪ガキ危害から保護してもらう権利があります。そのために親は税金を払っているのです」

誰の人権を守るべき？

「すると、悪ガキたちの人権はどうなるのでしょう」

「他人を刺す子どもの人権と、普通の生徒の生命のどちらが大事か比べて判断なさい。わたしたち善良な市民は、安全な暮らしを維持するために自衛権を持っています。武装したガードマンを雇い、襲いかかってくる悪人どもの生命を断つことも法律で許されているのです。ときには自分で自分や家族を護らねばならないこともあります。街から何十マイルも離れた野っ原の真ん中の一軒家に住んでごらんなさい。武装した悪者が襲ってきたら、助けを呼ぶ間もなく殺されてしまいます。アメリカで一般の人に銃所持が許されているのは、こうした事態が起きた場合の自衛のためというちゃんとした理由があるからです」

「なるほど。アイオワの大平原の真ん中で隣から何キロも離れた家に住んでいて、夜中に外で物音がしたら生きた心地はしないでしょうな。ライフルの一挺でも家に置いておきたいという気持ちはよーく分かりますよ」

「でも、それと今度の事件とは結びつきませんことよ。今回のアーカンソーの事件は、絶対に人を殺してはいけないという当たり前のことを子どもにきちんと教えなかったから起きたのです。百年ちょっと前、このあたりで他人の馬を盗んだ馬泥棒は、街の広場で絞首刑にされました。人が首を吊られる恐ろしい光景を目にした子どもたちは、馬泥棒だけは絶対にすまいと誓ったことでしょう。今、人を殺したら死刑だよと子どもに教える親や教師がいますか？　いないでしょう。人を殺しても自分が死ぬことはあるまいとたかをくくっているから、一度試しに人を死なせてみようかというガキが出てきても不思議ではありません。あら、あたし、少し過激すぎるかしら……」

［１９９８・４］

3 領事館に出頭を命ず

在留証明提出せよ

「在留証明書を発行するためには、パスポート、戸籍抄本、運転免許証、それと今の住所宛てに送られてきた銀行の出納記録、ガスや電気の請求書など、あなたが今の住所に住んでいるという証拠になるモノを提出していただくことになっております」

九月初め、ニッポンの某役所から送られてきた書類とともに、「ニッポン国外に居住する者は、該当地を管轄する大使館または領事館の発行した在留証明書を提出せよ」という通知が届いた。早速中西部一帯を管轄するカンザスシティのニッポン領事館に、電話で連絡すると、冒頭の返事が戻ってきた。

「分かりました。早速取り揃えてファックスで送らせてもらいます」と言うと、

「ファックスではダメです」

「それではスキャナーにかけてEメールで送りましょうか?」

「いえ、本人が出頭しないと、在留証明書は発行しないことになっているのです」

「えっ、冗談でしょ。出頭と言われても、カンザスシティはアイオワシティから五百六十キロも離れているのですよ。第一、アイオワシティに住んでいる人間が現在の住所に住んでいることの証明と出頭することは全く無関係と思いますが」

「本人にこちらに来てもらって、免許証やパスポートを見て、確かに本人であることを確認することになっているのです」

「運転免許証の住所は、運転免許事務所でわたしが申告した住所ですから、ご覧いただいても、実際の住所と一致するとは限りませんよ。それに、パスポートに国外在住の住所を記入する欄はありますが、これも、わたしが勝手に書いたものですから正しいかどうか分からないではないですか」と反撃してみる。

「なんとおっしゃっても規則ですから出頭してください」

「それに戸籍抄本とは一体何ですか。これも本人が勝手に好きな町の好きな番地に移せるものでしょう。在留を証明する証拠としては全く役に立たない紙切ればかりではないですか」

ニッポンの形式主義、アイオワ大学の業務を乱す

日ごろ、ニッポンの役所の形式主義と無関係な生活を送っていると、「役所に対しては何でも言われた通りにしておいたほうが無難やで」というニッポンの生活の知恵をうのみにできない身体になってしまった。

「わたしはアイオワ大学医学部の教授をしておりますので、アイオワシティに居住している証拠なら、わが大学の医学部長がサインをした公式書類を郵送で提出できますが、いかがでしょう」

「大学だろうと会社だろうと、現在のあなたの職業と在留証明は無関係です。とにかく、なんとおっしゃっても、出頭してもらわねば、書類は出さないことになっています」

「それは領事館でお作りになった規約ですか。それとも世界各地に在留しているニッポン国籍の人間に外務省がおしなべて課した責務なのでしょうか」

「本省で取り決めた規則です」

「しかし、トウキョウやコウベで買物か何かの帰りに区役所にちょいと立ち寄ってその出頭の責務を果たすのとわけが違いますよ。何しろ片道五百キロですから。五百キロといえばコウベからヨコハマの距離ですぞ。こんな取り決めをしたお宅の本省の方は、ニッポン国内の事情が世界中のどこでも通用すると思っておられるのではありませんか。それがそもそもの間違いです」

「なんと言われても、規則がそうなっているので、わたしどもではどうにもできません」

「出頭のために片道五百キロを越える道程を往復するためには、病院と大学の両方を二日も休むことになるのですぞ。領事館はウイークエンドに開いているはずがありませんからね。予定している手術をキャンセルしたり、学生の講義を休講にしたりすると、ニッポン政府の規則による紙切れ一枚のために、少なくとも百人以上のアメリカ市民が影響を受けることになります。その一人ひとりに、わたしは一体なんと説明すればよいでしょう」

「――」

「この一件が日米文化摩擦を呼び起こすことになっても、わたしは知りませんぞ」

電話の会話はそこで途絶えた。

なぜハイテクを利用しない？

それからの数時間、秘書のリンダは大忙しだった。スケジュールを調整するのに少なくとも十五ヵ所に電話をかけまくらねばならなかったのだ。

「一体その『出頭』とやらは、何のためですか」

「わたしがこのアメリカのアイオワ州アイオワシティという町に住んでいるという証明をもらうためだよ」

「そんなことでしたら領事館から自宅宛てに配達証明つきの郵便を送ってもらって、それを免許証やパスポートのコピーと一緒にファックスで送り返すという手があります。以前この方法で患者さんの居住証明を取ったことがあります」

「それで解決するのはアメリカでの話だよ、ニッポンの役所は、納税者にとってどうするのが一番便利で効果的な方法であるかなど、考えもしないのだ」

「まあ呆れた。役所にだって多少はオツムの切れる人が働いているでしょうに。今アメリカでは、法廷に提出する書類やその他の重要な証書もみんなファックスで送ってこと足りる時代です。オフィステクノロジーが発達して、みんなが、その便利さの恩恵を授かっているのはドクターも御存知でしょう。セクレタリーの仕事も以前と比べると随分楽になりました。むかしは、患者さんの診療記録やレントゲンのフィルムを探すのに、一日中倉庫の中で過ごしました。今ではコンピュータのおかげで、ファイルやフィルムケースの所在は瞬時につきとめられます。こんな時代だというのに、ドクターのように大勢の人の生命を預っている方が、紙切れ一枚のために二日がかりで片道五百キロものドライブを強いられるというのは、アメリカ市民の一人として納得いきませんわ」

「分かってくれとは言わないよ。でも慰めてくれてありがとう。二つの国に片足ずつ突っ込んで生きていると、こういう事態が起きても仕方がないんだ。アメリカの常識がニッポンで通用しないのと同じように、ニッポンの常識もアメリカでは通用しないんだよ。規則を作る人間は、そのところをよく考えないといけないね」

翌日、愛車キャデラックドビルは、片道五百六十キロのハイウエーを五時間足らずで走りきり、カンザスシティに着いた。ちょうど夕日が地平線に沈む直前だった。中西部のサンセットはどこで眺めても雄大だ。リッツカールトンホテルで一夜を過ごし、翌朝、領事館に出頭すると、窓口の係りの女性からT総領事が面談したいが都合やいかにと尋ねられた。何事ならんと思ったが了承すると、総領事の応接室に案内された。温厚そうな紳士のT総領事の耳に、一昨日の係官との電話議論の一件が入っていたらしく、いきなりその主題に突入した。

「アイオワシティからですと、五百六十キロですからクルマで来られますが、飛行機で来なければいけないほど領事館から遠隔地に住んでいるニッポン人もいます。そんな人たちにとって、証明一枚のための出頭は、航空運賃やホテル代を入れると大変な出費になります。たとえば、クルマもないお金もない一人暮らしの老人だと、出頭せよと言われても不可能です。外務省ではヨコハマから東京に出頭するぐらいのお考えでこの規則を作られたのかもしれませんが、五百六十キロというと、大阪から東京ほどの距離です。ニッポン異質論が起こらないうちに、別の対策を立てられたらいかがです」

「それほど皆さんにご迷惑をかけていたとは、思いもしませんでした」

「そればかりではありません。日本国旅券の発行を受けるため、何がなんでも出頭せよという理不尽を強いられて、生まれたばかりの赤ちゃんを乗せて五百六十キロドライブしたドクターもいるのですよ。（このことは、拙著『アメリカで医者をやるにはわけがある』草思社、一九九五年出版に記述した）アメリカの団体で働いているニッポン人も今は大勢いる時代です。そんな団体にニッポンの官庁の規則を押しつけると、日米文化摩擦を生む可能性があります。ぜひ、ご一考していただきたいものです」

しばらく瞑想していたTさんは、

「お約束はできませんが、わたしに考えがあります。この問題は、本省と掛け合って解決できるよう努力してみます」

一時間近い対話は終了した。

T総領事の快挙

それから半年後のことだ。カンザスシティの総領事館から一通の通知が来た。開けてみると、「当総領事館では在留ニッポン人の利便のために、巡回領事館を実施することになった。各種証明書、旅券の再発行などは、領事館の機能をそっくりライトバンに乗せて、各地を巡回する移動領事館で手続きができる」とある。

「Tさん、やってくれましたね。ありがとう」と、思わず叫んだ。

カンザスシティ総領事館が始めた巡回領事館は、その後、全米各州に広がり、ハワイでも実施されている。マウイ島、カウアイ島、ハワイ島などに住むニッポン人は、証明書や旅券の発行のために、総領事館のあるホノルルまで飛行機で飛んでこなければならなかった。ところが、今では島巡り巡回領事館のおかげで、各島に居ながらにして証明書や旅券発行のサービスを受けられるようになった。

このところ、不祥事続きで、世間から誹《そし》られることが多い外務省も、Tさんのアイデアのおかげで、大いに失地を回復した。この巡回領事館サービスは、米国に住む何十万人ものわが同胞をとてつもない不便から救ったのだ。それも、もとを糾《ただ》せば、わたしとTさんの対話から始まった。それを想うたび、「やったぜ」と湧きあがる愉悦にふけっている。

アメリカの大学で何十人ものアメリカンと仕事を分け合っていながら、ある日忘れたころにニッポンの役所から「出頭せよ」という時代がかった命令を受けて、身辺を振り返ると、ニッポンと全く違う社会に身を置いているのがよく分かる。アメリカの社会では、発達したテクノロジーを組織や団体の機能に即応し効率の向上を図っている。テクノロジーによって人間の手間を極限まで切りつめるという姿勢である。

記録はすべて口述録音で

アメリカの病院の外来で患者を診た医師は診療記録を記入し、同時に紹介してくれた医師に返信を書くことが義務づけられている。一ページ三百語程度の記録や信書をペンで書くと、一通につき少なくとも十五分はかかる。患者を二十人診ると三百分、五時間をこれに費やすことになる。それでは仕事にならない。しかし、アイオワ大学病院では手元の電話で特定の番号をヒットすると口述録音装置につながり、診療記録や信書を口述収録すると、一件につき一分とかからない。五時間の仕事が、二十分で終了する仕組みである。

わたしの専従秘書のリンダとは別に、口述記録を耳で聴いてタイプを打つ専門の秘書嬢がいて、口述はたちどころに書類と化する。外来の診察が終わってオフィスに戻ると、こうしてできた診療記録や信書がデスクに積み上げられて、サインを待っているという仕掛けだ。手術記録も同様に一件終わるたびに電話に向かって吹き込みさえすれば、夕方にはペーパーになって届けられる。

入院患者のカルテも同様に、ベッドサイドで小型のカセットレコーダーに吹き込んだ口述記録が、その日のうちにタイプに打ち出されて診療記録となる。

生産性もテクノロジーから

こうしたテクノロジーとマンパワーのバックアップがあればこそ、ニッポンの医者五人分ぐらいの仕事量を一人でこなせる。口述記録をタイプに打ったり、コンピュータのプログラムを作ったりしてくれるアシスタントを外科一科だけでも百人近く雇って、ハイテクのビジネスシステムを機能させうる。その真ん中で指揮棒を振っている人間が二日間抜けると、その影響は多数の人間に波及する。

オフィスに座って考え込んでいるうちに、ふと目に入る電話機、マイクロカセットレコーダー、ファックス、スキャナー、コピー機などハイテクのビジネスを支えるハードは、皮肉なことにすべてニッポン製なのだ。こんな素晴らしいテクノロジーを生んだニッポンという国の役所が、いまだに「出頭せよ」という江戸時代を思わせる命令で、アメリカのハイテクビジネスを混乱させてるのは、なんとも哀しいではないか。

［1997・11］

4 近ごろおかしなニッポン語

アメリカの大学で教授をしていると、ニッポンからは同国人のよしみとやらでもちろんのこと、南米やヨーロッパなど、あちこちから論文の仕上げに目を通して欲しいというリクエストがやって来る。頼み事はしないが、頼まれ事なら受けて立つぜ、という青臭い性根が未だ抜け切っていないのを知ってか知らずか、今日もあちこちから来た五、六編の原稿をデスクに山積みして、出るのは溜息ばかり。リクエストする人は、世界中で頼んでいるのは自分一人だけと信じ込んでいるから、当方の事情なんぞ知る由もなし。目を通すのが少し遅れると矢の催促がやって来る。今日のようにファックスやらEメールやらが発達すると、知らぬ顔の半兵衛を決め込むわけにもいかぬ。航空便、ファックス、Eメールと三段構え、つるべ撃ちで攻勢をかけられると死んだふりをして逃げるという手も効かない。便利なようで、その実、困った世の中になったものである。

おかしなニッポン語

そんなある日、ニッポンから一通の便りを受け取った。またリクエストかと開けてみると、男性の字で書かれた文面の終わりには、Xとサインがしてあった。

「拝啓、突然お世話になります。うちの長男は、今年、某国立大学の医学部を受けましたが、結果は受験の前から分かっていました。長男は、勉強はほどほどにはできてはおりましたが、ニッポンの厳しい受験競争にはとても勝つことができないと思っていました。しかし、どうしても医学部に入りたいという本人の願いをかなえてあげたいと思って、浪人をするならしてもよいと言ってあげたところです。時を同じくして、先生の書かれた『アメリカで医者をするにはわけがある』という著書を読みました。御本によりますと、アメリカでは大学に入るのに入学試験が要らないとありますが、これは医学部でも本当でしょうか。もしそうでしたら、競争の厳しいニッポンの国立大学医学部の受験を諦めさせ、アイオワ大学にでもお世話になったらどうかと、妻と話し合ったところです。その際、どのような手続きを取ればよいか教えてくださいますか」（傍線は筆者）。

アイオワ大学にでもとは、X氏もよくぞ言ってくれたものだ。この御仁の頭には「ジャパンアズNo・1」の虚像が固くこびりついて離れないのだろう。たしかに、アメリカの大学には、ニッポンのような入学試験は存在しない。だが、誰でも志望する大学に入れると思うと大間違いだ。

X氏の手紙に傍線を引いた中で、まず「お世話になります」というのが気に入らない。これでは、ただ「世話になる」という状況を述べただけである。本人がどう思っているのか皆目分からない。「ありがとう」と言って、初めて本人の謝意になるのではないか。そういえば最近、ニッポンからわが大学に来ている若い人が〝サンキュー〟と言わないという苦言をあるアメリカンから聞いた。ニッポン語で「ありがとう」と言わないから、「サンキュー」も言えなくなるのだ。

背すじが寒くなるほど嫌らしいのは「本人の願いをかなえてあげたい」というフレーズだ。自分の息子に「あげたい」とは何事ぞ。そういえば、最近日本では犬や猫にでも、「餌をあげる」と言うらしい。愚息や犬や猫には「やりたい」と言うのが普通ではないのか。「やる」を廃止して「あげる」に変える国民運動でもあるがごとく、「あげる」というのが流行っているが、ニッポン語はこれでいいのだろうか。たとえば、古い日活のアクション映画で、石原裕次郎の「この野郎、やってやろうじゃねえか」というセリフが、今風の「この野郎、やってあげようじゃねえか」と変わったらどうする？　ずっこけるぜ。

あるとき、ニッポンの航空会社の太平洋線に乗って、機内でゴルフレッスンのビデオを観ていたら、プロゴルファーが「サンドウェッジは上から振り下すと、ボールを上げてあげることができるのです」というのを聞いた。はてな？　としばらく考えて、はっと気付いたのは、「上げてやることができる」というのを今流行りの「あげる」という表現を使ったものと判明した。ヘッドホンをつけたまま思わず笑ってしまった。ボールなんぞ「やる」でいいじゃないか。このビデオ、思い出すだけでも気持ちが悪い。書かねばよかったと後悔しているところである。自分の連れ合いを夫だの妻だのと呼んで恥とも思わぬのはどんな神経の持ち主であろう。夫だ妻だというのは役所で戸籍簿に記入するときに使う言葉ではなかったか？

最後に、人にものを頼むのに「教えてくださいますか」はないだろう。「教えていただけませんでしょうか」と言うのが普通ではないか。

X氏に限らず、近ごろのニッポン語が狂っていると思い当たる節はいくらでもある。身内に対してては馬鹿丁寧な敬語を使うくせに、他人様に対してはぞんざいな言葉を使って平気でいる。いい歳をした男が、息子やら連れ合いやら身内に向かって敬語を使って恥と思わぬのは、一体どうなっているのだ。

これは男も女も年寄りも若造もみんな一様に、わが身の保全と利得だけを大事にする風潮を象徴しているからではないか。それが勘繰りすぎであるよう願うばかりだ。

［1997・4］

5 ビレッジインの朝食

毎週土曜の朝は、市内のビレッジインというファミリーレストランで朝食を摂る。十年前から延べにして三百回は通いつめた。度重なると、マネージャーは三代前からの顔なじみ。四百席のテーブルはいつも混んでいて、席が空くのを待つ人の行列は建物の外にまで延びている。受付で名前を告げておいて入口近くで待つのが常識という人気のレストランなのだが、名前など尋ねられたことは一度もない。マネージャーは顔を見るなり「ハイ、ドクターキムラ、あと五分ほどお待ちください」。言葉通りきっちり五分でテーブルに着けてくれる。当地のレストランは朝六時にオープンすると、翌朝三時まで営業する。清掃チームが掃除をする早朝の三時間を除くと、一日二十一時間営業である。当然、キッチンのスタッフも、四十人ほどいるウエイトレスたちも二シフトだ。みんな十時間以上も働きづめで、よく平気でいられるものだと感心する。アメリカに住めば分かるが、世界一の働き者は、なんといってもアメリカンだ。一時期、ニッポン人は世界一の働き蜂で、ときには過労死すると騒がれたこともあったが、アメリカンと比べると、ものの比ではない。

チップの薦め

アメリカンはなぜモーレツに働くのか？　理由は単純。働いた時間と実績に応じて、自分の手にする額が増える仕組みだからだ。たとえば、ウエイトレスは自分がカバーしたテーブルの、売上の一五％をチップとして手にする。これが合わせて一日三百ドル（三万五千円）になるのだから、一時間八ドルほどの時間給をはるかにしのぐ。だからウエイトレスの間でテーブルの奪い合いが起きることもある。それを采配するのがマネージャーの仕事なのだ。チップが日銭三万円をこえるウエイトレスはこぼれるような笑顔でサービス。客もハッピー、ウエイトレスもハッピー、レストランのオーナーもハッピーだ。最近、ニッポンのレストランでは、マニュアル語しかしゃべらないロボットのようなウエイトレスがテーブルにつくが、これでは客は食事をエンジョイできない。ニッポンでもチップ制度の導入を一考するべき時期ではないか？

テーブルに着くとウエイトレスがいれたてのコーヒーをマグになみなみとついでくれる。コーヒーは飲み放題で一ドル五〇セント（一七〇円）。目玉焼、山盛りのコーンビーフ、千切りポテトをフライパンで焼いたハッシュドポテト、トーストにチップ一五％を加えても一人八ドル（八五〇円）ほど。観光名所は別として、普通のアメリカ人が普通に食事をするレストランの朝食代は、ニューヨーク、ホノルル、そしてアイオワで、ほとんど値段は違わない。「グッドモーニング、ハウアーユー」。周りの席でボリュームのある朝飯を盛大にパクついている知人・友人に挨拶する。アイオワシティのような小さな街に住んでいると誰とでもすぐ親しくなる代わり、世間が狭くて多少窮屈なのが難である。とはいってもニッポンの職場、町内、親類その他の義理がけと比べると、ウソのように軽くて楽だ。

わが同胞はレストランが苦手？

レストランの中を見渡してふと気付くと、いつものことながら、わが同胞のニッポン人が一人もいない。アイオワシティ周辺には、昨夜魚をピックアップに来た三十家族の人たち［後述、九三頁］のほかにも、その三倍にあたる最低百家族のニッポン人が住んでいるはずだ。市内にレストランは五十軒ほどあるが、ニッポン人を見かけたことはほとんどない。皆さん一体どこで食事をなさっているのだろう。家で奥さんの料理だけをお召し上がりになっているのだろうか。この疑問は今もって解けぬままである。

［２０００・１２］

6 骨抜きニッポン

二〇〇一年の秋に小児外科医を引退したあと、ハワイに移り、オアフ島東南のコーナーにあるハナウマ湾の近くで、海からの入り江が目前に広がる山裾に暮らし始めて、五年が過ぎた。アメリカで、ニッポンに一番近くて、年中ゴルフがプレーできて、和食の食材が入手可能なところといえば、ハワイでもオアフ島のほかにないというのが、ハワイを選んだ理由だ。

我が家のテラスから目前に広がる太平洋は、ホノルル港とアメリカ本土の西海岸を結ぶ航路にあたる。今日もコンテナを山積みした貨物船が往来している。

「晴れた空、そよぐ風」と歌い出す「憧れのハワイ航路」という歌謡曲は、昭和二十年代の初めごろ、一世を風靡した。この唄の文句につられた当時の人々の、ハワイに対する憧れは大変なものだった。その名曲に唄われたニッポンとホノルルを結ぶハワイ航路も、途絶えて久しい。

今、ニッポンからハワイ宛てに送られる貨物は、まず西海岸行きのコンテナ直行便に積み込まれ、二週間かけてロサンゼルスかサンフランシスコの港に運ばれる。そこで、西海岸とホノルルを結ぶマトソン海運会社の船に積み替えられ、さらに一週間の航海ののちホノルル到着という経路をたどる。ハワイからニッポン向けの貨物も、同じ経路をたどる。

「ニッポンからホノルルに来るハワイ航路の定期便が廃止になったのは、なぜですか？」

ハワイのワケ識りに尋ねてみると、

「定期便に載せるほどの船荷がないからですよ。ホノルル往復の不定期便の船荷では、ペイしませんからね」

今は、コンピュータなど金目の高いニッポン製品は、航空貨物便で東京、大阪からハワイに飛んでくる。荷のかさばる引越し荷物などの貨物は、ロスアンゼルスをハブとする西海岸経由の貨物船に揺られてくる。

ハワイのすべては海外から

目の前のマリーナ沿いに建つ木造二階建ての家々を眺めていてふと気付くと、家を建てる建材でハワイ産のものは何もない。瓦、樋《とい》、ドライウォール、モルタル、ペンキ、窓ガラス、ドア、電線、屋外灯など、すべてアメリカ本土からのものばかり。ビルを建てる鉄骨はもちろん、セメントも砂もカリフォルニアから船で運ばれてくる。ハワイの土は赤土であるのに加え、川がないので川砂や砂利は採取できない。ワイキキビーチの白い砂も、ゴルフコースのバンカーの砂もカリフォルニアから砂利運搬船で運んできたのだ。アメリカ本土から運ばれてくるのは建材に限らない。クルマ、ボート、肉、野菜、果物、食器、鍋、家電、衣類にいたるまで、ハワイ州民が消費する生活物資のほとんどは島外から運ばれてくる。ホノルルの暮らしが全米で一番高いわけだ。

ニッポンの銀行は今でも伝票

一月、真冬のニッポンにちょっとした用事があって二週間ほど滞在した。ちょうど月末にさしかかってホノルルの銀行口座の残高が気になり、少しばかり送金するためMS銀行梅田支店を訪れた。番号札を取って順番が来るのをソファで待つ間、サービス係の中年女性が親切にいろいろ尋ねてくれる。ほほえましいサービスはニッポンならではのもの。やがて、わたしの番号が呼ばれ、係りの前に座って手続きを始めた。書類に住所、氏名、振り込み先の銀行名、口座番号、金額を記入し現金を渡す。「すぐお呼びしますから」の言葉に待つこと三十分。名前を呼ばれて受け取りの署名欄にサインし、手続きは終了。ようやく開放してもらったが、わずかな額を送金するだけのことに一時間を費やしてしまった。

「いつもこんなに時間がかかるのですか?」

「海外送金は手続きが複雑ですから。申しわけありません」

「詫びることはありません。ちょっと興味があったから尋ねてみただけです」

アメリカでは、わたしの口座から他行の他人様の口座宛てに送金する場合でも、銀行まで出向かなくて済む。送金は国内国外に関係なく、家の書斎から電話一本で済んでしまう。現金を送金する場合には店まで出向くが、それでも、振り込み先の口座番号を用紙に記入し現金と一緒に窓口に渡すとすぐ帰らせてくれる。全過程に五分とかからない。

迅速こそサービス

今度の一件でニッポンの銀行業務は、予想以上に近代化が遅れているという印象を受けた。民間のサービス業というよりも、市役所の窓口のようだ。経営の責任者たちは、たかが送金ひとつに一時間もかかるほど、自分たちがレトロなビジネスをしている現実に、危機感を覚えたりしないのだろうか。ソファを配置し、ティッシュペーパーを配ってくれる顧客係のおばさんの数を増やせばそれがサービスという発想の基本には、顧客は待たせるものという固定観念がある。それは町役場の役人の発想だ。

業務のプロセスを迅速化すれば、ソファもおばさんも要らない。ＭＳ銀行のカウンターの内側は、書類や用紙をかかえて行員たちが右往左往し、まさにアジア的混雑を呈している。アメリカの銀行でこんな風景を見たことはない。カウンターの内側には、ＭＳ銀行の三分の一の数ほどのスタッフもいない。

ＩＴを駆使して業務を迅速化するためには、冴えない頭の持ち主が集まって会議を重ねたところで、前進するワケがない。出てくるアイデアは、せいぜい、行員に気色の悪い馬鹿丁寧な言葉を使わせたり、客に手渡す鼻紙袋の数を増やしたりするくらいのものだろう。それより、外部から優れものの経営コンサルタントを招いて、「客を五分と待たさぬ方法手段」を考え出してくれと頼むほうが効果的なのではないか。

景気は冷え切り、ニッポンの金融界は真冬続きで春の気配なしという。客をこんなに長時間待たせて平気でいるかぎり、春も夏もやって来るものか。ソファに座って貴重な人生の一部を無為に費やしながら、想いはいろいろであった。

マガイモノのまかり通るニッポン

兵庫県のとなりの県に講演に招んでもらったときのことだ。日本ホテル協会に加盟している名の通ったホテルのレストランで、ランチを食べる機会があった。久々にアメリカの味が恋しくて、アメリカンクラブサンドイッチを注文した。

アメリカンクラブは、御存知のように、ハム、スイスチーズ、チェダーチーズ、ターキーブレスト、レタス、トマトの薄切り、かりかりに焼いたベーコンを薄いトースト三枚で二層に挟み、四つ切りにし楊枝で留めたサンドイッチだ。通常は、これにフレンチフライとピクルスがつく。ところが、テーブルに出てきた代物は、甘辛いソースで煮たチキンの身をほぐしたのがトーストにはさんであった。なんじゃ、これは。

「アメリカンクラブサンドを頼んだのだけど」

ウエイトレスに尋ねると、

「お客さま、これがアメリカンクラブサンドイッチです」と見下されてしまった。

彼女に罪はない。こんなマガイモノをホンモノと偽って彼女に教え込んだヤツが悪いのだ。だが待てよ、教え込んだ人間もホンモノを知らなかったのではないのか。ま、それで丸く収まっているのなら、目くじら立てるのは大人げないかと、今回は目をつむって出されたモノを食べることにした。

骨抜きのニッポン

真冬、マガイモノ、骨抜きとたたみかけると、なんぞニッポンに恨みでもあるのかと叱られそうだが、恨みなんぞあるわけがない。ただ、呆然としているだけだ。

ホテルの部屋でテレビを観ていると、今のニッポンの子どもは、身をむしって骨から外すのが面倒だから魚を食べないという。同じ理由で大人も魚を食べなくなったから、魚が売れなくなった。それなら骨を外す手間を省いてやろうじゃないかと、獲れた魚を中国の工場に持ち込み、生魚の骨を工員の手作業で一本一本抜いたあと、ニッポンの市場で売る商売を始めたところ、急成長しているという。そんなものを有り難がる前に「魚ぐらい自分でむしって食え」となぜ子どもを叱らないのだ。

手を使わない子等

箸を使って魚の身をむしる行為は、「肥後守」（折りたたみの小刀）で鉛筆を削るのと並んで、子どもが覚えねばならない手指の基本動作を含んでいる。幼いうちに手に動作を覚え込ませないと、年を重ねてからでは不可能になる。魚の身も自分でむしらないほど甘やかされて育った人間に、手先を使う外科医や芸術家になる将来はない。それを真剣に考えてみろ。カネだけ出して、あとは他人に何もかもしてもらっていいという理屈はない。それより、魚の骨まで誰かに取ってもらわねば食べることもできない依存症のダメ人間を作っていることの重大性を悟れ。生物界に共通の親の務めは、独りで生きていける子供に育てることなのだ。自然の道理に逆らい続けていると、大きくなった子どもからしっぺ返しを受けるぞ。

流行の最先端、「便所の草履歩き」

サンチカ［三宮駅地下街］を歩いていると、二、三歩前を行く若い女性の、一足ごとにペタンペタンという足音が耳障りだ。それも、一人や二人ではない。以前、ワイキキのカラカウア大通りでも気付いたのだが、こんな歩き方をするのはニッポンの女性だけ。なぜだろうといぶかるうち、はっと気がついた。

ニッポンの家庭のトイレには、便所の草履がつきものである。これだけは、アメリカの暮らしには見られない。ニッポンの女どものあのだらしない歩き方は、トイレで草履を履く習慣から生まれたのだ。わざとサイズの合わない靴をつっかけて、ペタペタ足を引きずりながら歩くのが粋だと気取っている貴女、「便所の草履歩き」はダサいからやめたらいかが？

［2003・3］

7 ＪＲ高速バスで薩摩守

［無賃乗車のこと］

「お客さん、このキップではこのバスには乗れませんよ」

徳島駅前のＪＲ高速バス乗り場でのことだった。今や大阪に向かって出発直前、エンジンをアイドリングさせているバスのステップを上がりかけて運転手に止められた。

「それはまたどうして？　来るときにはすんなり乗ってきたのに。これはＪＲのバスでしょう？」

「そうですが、ジャパン・レールパスでは、ＪＲ高速バスには乗ることはできないのです」

徳島市で催された学会に招かれ、講演に訪れたその帰路のことだ。

「一昨日、神戸から乗ってきたときには、そんなこと言われませんでしたよ。それより、このパスがバスの路線をカバーしていないのなら、みどりの窓口でキップを発券するときにそう言って断るべきでしょう。キップはすんなり発券し往路のバスには乗せておいて、今さら間違っていたでは納得いきませんよ」

「そう言われても、ここを読んでみてください。このパスで乗れるＪＲ高速バスは、ここところの路線だけで、そのほかの高速バスには乗れないと書いてあるでしょう」

見せられて読んでみると、なるほどゴマ粒のような字で書いてあるにはある。

「書く、書かないはＪＲの勝手ですが、パスの所持者全員が読むとは限りません。乗ってはいけないバスならキップを発券しなければいいのです。わたしはみどりの窓口にパスを提示して、しかるべきキップをもらってきてバスに乗っているのです。わたしに落ち度があるというなら、どこが間違いか聞かせてもらいましょう」

バスの乗降口の後ろでは、そこで何をやっとるんや、もめごとはまだ終わらへんのかいな、という顔をした人の行列ができつつある。

「ま、とにかく指定券の番号の座席に座ってください」

この時点ですでに発車は五分の遅れ。発着時間の正確さで今でも世界一を誇るＪＲの運転手としては、五分遅れの出発は耐え難い屈辱だろう。これ以上不毛の議論を続けてはいられない。

ジャパン・レールパス

ジャパン・レールパスは、その昔、昭和二十年代だったと記憶するが、外国からの観光客を誘致するため、ＪＲの前身である国鉄が始めたサービスである。当時の利用者は外国人ばかりだった。海外に住むニッポン人が増えた今、住んでいる国の旅行社でパスポートと居住ビザを提示すると、パスのクーポン券を購入することができる。日本に着いたあと、ＪＲのみどりの窓口でクーポン券と引き換えにレールパスを発行してもらうという仕組みだ。パスの最小有効期間は一週間。以後二週、三週と旅の予定に合わせて有効期間を指定することができる。パスには普通車用とグリーン車用の二クラスがあり、利用者が選択できるようになっている。国鉄がこのサービスを始めたときには、日本国中、北から南まで、どこへ行くにも国鉄と名がつく列車、バス、船であれば無制限に乗り放題であった。外貨不足に悩んでいた日本政府にとってジャパン・レールパスは、ドルを持って訪れる観光客を誘致するという点で、まさに国策に沿う大サービスだったのだ。ヨーロッパの鉄道会社も海外からの訪問者にユーロパスと呼ぶ同様のサービスを提供し、特にアメリカからの観光客の誘致に励んでいる。

国土の広いアメリカでは、国外からの観光客にレールパスならぬ国内航空路線乗り放題というパスで対抗している。外貨獲得が主目的でなくなった今でも、各国の交通機関は外国からの訪問者へのサービスとして各種パスを発行しているのだ。

国鉄時代はよかった？

パスを見せると、汽車でもバスでも船でも無条件で乗せてくれた国鉄時代が終わって、ビジネスはＪＲに引き継がれた。ところが、ＪＲになったあとで開発し運行を始めた路線は、パスから除外されるようになった。新幹線の「のぞみ」には、パスを持っていても乗車できない。高速バスも主要路線は利用対象から外された。外国から訪れる観光客にとって、ニッポンの技術が結集された「のぞみ」の乗車体験は、ニッポン訪問のハイライトだろう。なのにＪＲは意地悪くもそれをさせない。パスをつかって「ひかり」や「こだま」に乗る場合には、乗車券はもちろんのこと、座席指定券も限定なく発行してくれる。ところが、「のぞみ」にだけは、乗車券と座席指定特急券の全額を払わないと意地悪にも、乗せてはくれないのだ。

隠された意地悪

「このパスが使えないのは、「のぞみ」だけです。そのほかのJRと名のつく乗り物ならすべて利用できます」

ホノルルのトラベルエージェントでクーポン券を購入したとき、係りの女性から受けた説明はこれだけだった。「のぞみ」に乗せてくれない意地悪さは承知していたから納得したが、日本に着いたあとで、「実は『のぞみ』のほかにも高速バスなどパスでは乗れないものがいろいろあります」と言われても納得できない。これは「意地の悪さが隠されているニッポンという」汚名を外国からの観光客に植えつけるようなものではないのか。

世界に向かって、こんな闇から不意打ちを食らわせるようなビジネスをしてはいけない。これでは外国からの訪問者に、ニッポンはダブルスタンダードがまかり通る国という印象を与えてしまう。

小泉内閣では観光推進担当大臣が誕生したが、この案件を是非検討してもらいたいものだ。

巨大モニュメント(？)明石大橋

バスは潮の渦巻く海峡にかかる鳴門大橋を渡り、淡路島を縦断すると明石大橋にさしかかる。明石海峡をまたぐこの美しく巨大な橋は、通行料の収入が思わしくないというだけで、無用の長物とさえ言われているという。この設計建設を担当したのは、われらが高校同窓生のエースM君だ。今、彼はどんな思いでこんなご託を聞いているだろう、と想像を巡らしているうちに、バスは、神戸市内を阪神高速で縦断し、湾岸道路に入ったあとは終点大阪駅をめざしてまっしぐら。大阪駅前に到着すると、上司と相談するからという運転手にしばらく留め置かれた。半世紀前の大学生のころ、悪友と一緒に国電にキセル乗車したのがばれて、駅舎の一室に留め置かれた思い出がよみがえり、不思議に懐かしかった。

「薩摩の守」の結末

携帯電話で上司と協議している運転手は、不正乗車を見つけたからには、何がなんでも追加料金を取り立てたい様子。

「責められるべきは、世界中のトラベルエージェントにＪＲパスでは高速バスには乗ることができないという通達を怠ったＪＲの担当者でしょう。その次には、バスのチケットをうっかり発券したみどりの窓口の係り。わたしからどうしてもペナルティを取るとおっしゃるなら、パス料金の全額払い戻しを請求しますよ」

「それはできません。いったん発行したパスは払い戻しできない規則になっています」

「それはあなた方JRが勝手に決めた規則でしょう。どうぞ自分の規則を盾になさい。JRはわたしがパスを購入する際、高速バスには乗ることはできないという説明責任を怠ってクーポン券を売ったのですから、これは正当な商取り引きとは言えません。米国では業者のこうした不正商取引から消費者を守るための法律がしっかり整備されていますから、法廷に持ち込むとわたしの勝訴になりますがどうします？」

すったもんだの末、

「今回は見逃しますが、パスでは高速バスには乗れませんからこの次からは気をつけてください」

「そのセリフはそっくりみどりの窓口の係りに伝えてください。見逃すとはなんですか。まるでわたしに落ち度があったみたいではありませんか。JRの落ち度でこうなったという自覚は全くないようですな」

互いに捨て台詞で別れたが、この職務に忠実な運転手とのやり取りはなかなか面白かった。

トラブル解決法――日米の違い

こうしたサービス業の現場に働く人たちのトラブル処理の方法には、日米で大きな違いがある。

もし、今度の一件がアメリカで発生したと仮定すると、キップの発券に間違いを発見したバスドライバーは、どんな経緯でチケットを手に入れたかとは尋ねても、顧客に向かって「間違い」だの「別料金を支払え」などという態度は取らない。アメリカでは、権利意識の高い消費者と下手に渡り合って言質を取られたら大変なことになる。顧客ともめるより、レポートを書いて会社のビジネスを正常化するのに貢献したほうがポイント稼ぎになるからだ。

間違い小切手は神様からの贈り物

乗り物のハナシではないが、以前、掛けていた自動車保険を解約し、他社の保険に乗り換えたことがあった。アメリカで保険を解約すると、日割りで、しかもノーペナルティで掛けた保険料を全額払い戻してくれる。このルールに従い、六ヵ月分の保険料のうち、四ヵ月と二十余日分を日割りで払い戻してもらった。相当な額の小切手を受け取ったあと、違った金額の小切手がまた送られてきた。両方とも銀行の口座に入れてしばらくして、あれは間違いではないかと気になり出すと止まらない。保険会社に電話して係りに説明を求めてみると、初めに受け取った小切手が払い戻しの全額だという。「ならば、あとの小切手は一体何?」と尋ねてみると、相手はコンピュータで調べても皆目分からないと言う。「もう口座に入れてしまったけど、戻せというなら戻しますが……」すると、係りの女性、「ドクター、うちの保険を買ってもらったお礼として、神さまが小切手を切られたのでしょう。貰っておいてください。ありがとう」で電話は切れた。

損金二%を計上

アメリカのサービス業では、この手の損金には約二%を計上しているそうである。社内の不手際を顧客のせいにしてでも規則を盾にとるニッポンのサービス業のそこここに役所臭がぷんぷん匂うのは、アメリカの鼻のせいかな？　ホテルに少し早く着くと、チェックインの時間まで部屋には入れないだの、ルームサービスは五分前に終了したから、腹がへったのならメシは外へ出て食えなど、まるで○○人民共和国のよろこび組が経営するホテル職員のようなセリフを吐いて恥じもしない。サービスのなんたるかを知らないのはＪＲだけではありませんぞ。

［２００３・５］

8　ああ無惨、連帯保証人制度

「おや、引越しですか。いいところが見つかったのですね。今度のお住まいはどちら方面です？」

荷物を運び出している知り合いのニッポン人女性に声をかけてみた。東京で事業を持つこのカップルは、一年のうち三分の一はハワイのコンドミニアムで過ごしている。何度も出会ううちにどちらからともなく話しかけるようになった仲だ。

不況が世界に広がっている真っ最中だというのにホノルルの不動産業界は活気を取り戻している。三年半前にはニッポンのバブル当時の半分以下にまで値崩れし、買い手市場だったコンドミニアムも、今は欲しくても手ごろな物件が見つからないほどの売り手市場になった。ニッケイもNY株式市場も、株は連日の乱高下。どこに向かうのやら、さっぱり見当がつかぬ。こんなときには、株式による資産運用はリスクが大きすぎて、手が出せない。だからといって資産を銀行に寝かせていても利子はほとんどゼロ。おまけに、ペイオフのリスクも馬鹿にできない。二〇〇〇年の暮れに底を打ったと言われるハワイの不動産が再び投資の対象として蘇りつつある。

「そんないい話ではないのです。実は、今度このコンドミニアムを処分してハワイを引き揚げることになったのです」

ハワイが好きで好きで大好きで、ニッポンから来るとビザの期限ぎりぎりまで滞在してスキューバダイビング、サーフィン、釣り、ゴルフなど、ハワイの持つ魅力のすべてを徹底的に楽しんでいたこのカップルが、このパラダイスで手に入れたパレスを手放すというからには、よほどの事情があるに違いない。

「それはまた、どうなさったのですか」

尋ねてみると、

「実は主人の友人が事業に失敗しまして、その連帯保証人になっていたものですから、ちょっとした額の負債を背負うことになりましたの。その始末のためにこの住まいを処分することにしたのです。このコンドミニアムは、わたしも主人もとても気に入っていました。ここに来て二人で過ごす時間は、何よりも大切でした。そのためには、どんな苦労も厭わぬという暮らしをしてきましたの。ところが、長年の友人でまさかと思っていた人に、ほんとにまさかのことが起こってしまったものですからびっくりしました」

「それは無念でしょう。お友達の保証人になるのを断るわけにはいかなかったのですか」

「何代も前から縁のある方で、互いに保証したりしてもらったりの間柄ですから、何の疑いも持たないで保証人になりました。あの方の事業が左前になるなんて、思いも寄りませんでした。生きていると、何が起こるか分かりませんね」

「ビジネスに関してはまるで素人なので、アホなことをお尋ねしますがお許しください。連帯保証人というのは、ニッポンでビジネスをする際、不可欠のものなのですか」

「銀行などから融資を受けるときには、絶対に欠かせません」

「借り手本人の信用だけでは貸してくれない？」

「街の闇金融なら貸してくれますが、その代わり莫大な金利がかかりますから、ビジネスの運転資金にしてもペイしません。それに、取り立てが厳しくて、借りた人の経験談によると、死んだほうがましだと思うそうです」

こうした話を聞くと、祖父が亡くなる間際、孫九人を枕元に集め、「借銭をするな、月賦でモノを買うな、現金で買えないなら欲しがるな。分相応の暮らしをしろ」と言い残した言葉を思い出す。

今どき月賦でモノを買うなといっても、住まいをキャッシュで買うのは不可能だからローンを組むのは常識だ。特にアメリカでは、家二軒まではローンで買うとその利息分は課税対象から外せる特典がある。だから、住まいだけは祖父の言葉に背いてローンで買った。ほかのモノを買う際には、できるだけその言いつけを守ってきた。

ニッポン人は身に着けるものや装飾品など、ヨーロッパの超高級ブランドを好む。ケチなのか、それとも先天的な貧乏性なのか、そうした人間の暮らしの本質からみるとどうでもよいものに巨額の出費をする気にならない。だから、スーツやジャケットはニッポンに行くたびに、デパートの既製服の中から選んで買っている。最近はもっぱら大丸のトロージャンと決めている。なぜトロージャンなのか？　その理由は単純だ。トロージャンは、医学部に入ったころ、隆盛をきわめたダークダックスのコマーシャルソングにのって大ヒットした。一度は袖を通してみたいと思ったが、貧乏学生にはとても手が出なかった。今ならちょうどお手ごろ。大いに満足して着用している。

既製服を買うのはなぜニッポンのデパートでなければだめなのかというと、その理由はいたって簡単。アメリカの既製服は白人の体型に合わせて裁断しているから、同じサイズのものでも肩や腰まわりがだぶついてしまうのだ。アメリカで永年暮らしていても、もとは純粋のニッポン男子なのだから、こんな白人体型の既製服が身体に合うわけがない。ニッポンの男にはやはりトロージャンが一番ぴったりくるのだ。

話を連帯保証人に戻そう。

「ご主人は頼みを断り切れなかったのですね。お察しします」

実際こうした状況に巻き込まれると、何もかも放り出して、追っ手の届かぬ太平洋の波の彼方にふけてしまいたい気持ちはよく分かる。

「今となっては、後悔なさっていることでしょうね」

「ええ、それはもう大変なものです。でも、それも後の祭りですわ」

濃いルージュをきりっと引いた唇をかみしめながら、寂しそうな視線で遠くを眺める姿がなんとも痛々しい。こんな姿を見ると、何故か愛しさがつのって、か細い肩をぐっと抱きしめてやりたくなる。だが、他人様の奥方を勝手に抱きしめてはいけない。はっと気付いて、気持ちを取り直す。

「ニッポンでは融資には連帯保証人を立てるのが常識ですが、外国ではどうなのですか。アメリカにも連帯保証という制度はあるのでしょうか」

ハワイに住まいがあるといってもこのカップル、ビジターに変わりはないのだから、ホノルルで銀行のローン係と渡り合うなどという経験のあるはずがない。だから、こんな質問をしてくれる。

「それが、嬉しいことに全くないのです。二十年近くアメリカに住んでいる間には、銀行でカネを借りることも少なからずありました。ですが、連帯保証人を立てろと求められたことは一度も経験しておりません。何億円もの融資になりますといかがなものか存じませんが、普通の人が家や車のローンで融資を受けるのに、連帯保証人は全く要らないのです」

「まあ、ニッポンだけ連帯保証人が要るというのには何か特別なわけでもありますの」

「それはニッポンが和で成り立つ国だからでしょう。これはあくまでも私見ですが、責任を個人ではなくて共同体に置く連帯責任の伝統は、江戸時代の五人組以来、戦争中の隣組から今の高校野球に受け継がれてきたものと思っています。しかし、考えてみると、これは非情な制度ですね。貸し方にしてみれば、相手に万一のことがあっても、それを保証した善意の第三者から取り立てるのを法律が保障してくれているのですから、これほど都合のいいことはありません。一方、借り方にとっては、どちらに転んでも不幸を招く制度ですね。保証人を引き受けると、お宅の場合のように他人の債務がふりかかってきます。断ると長年の友情や信頼関係に支障を来す。まさに、〝ああ無情〟の世界です」

連帯保証人になってくれと頼めるのは、よほど親しい友人、知人、身内同志である。互いに信頼し合い大切にしている人の絆を、連帯保証は斧で断ち切るような結果を招く。こんな残酷な制度を許しているのを、悪政と呼ばずになんと呼ぶ。

「お話の五人組と隣組は分かるのですが、それがどうして高校野球につながるの?」

「高校の野球部員の夢は甲子園大会に出場し、あわよくば優勝することです。だが、その夢も学友の不祥事が露見すると、出場辞退で露と消えてしまいます。自分の責任の及ばぬところで発生した不祥事によって無念の涙を飲まされる。善意の人が他人の仕業によって難儀を被ってしまう不条理という意味では、連帯保証人の場合と同じです」

「なるほど。虚しいことですわね」

「アメリカは個人責任の社会ですから、連帯保証も出場辞退もありません。カネの貸し借りもすべて個人の責任をベースに動くのです。だからローンの貸し出しをする前に銀行は借り方の信用を全国組織の信用調査センターで調べます。アメリカ国民は一人ひとりが社会保障番号という九桁の背番号を持っていますから、すべての個人の債務記録を、信用調査センターのコンピュータに集めておくことが可能です。貸し方は、ここで得たデータと借り方の提供する担保のバランスによってローンの幅を決定するのです。ニッポンでは、今、この社会保障番号に匹敵する国民総背番号制の実施が議論されていますが、各党から反論が出てなかなか実現が難しいようですね」

「反論なさるのは当然ですわ。預金通帳の全部に背番号がつくと偽名預金は不可能になるし、脱税したくてもできなくなりますから。そうなると一番困るのは政治家の皆さんではないのかしら。背番号制が実現すると、アメリカのように連帯保証人は要らなくなるでしょうか」

「それは大いに可能です」

「連帯保証制度がなくなってくれるのなら、わたしプライバシーを少々侵害されることがあっても、背番号制に賛成しますわ」

「プライバシーの侵害はまた別の問題です。知恵を絞れば、それも解決できるでしょう。背番号制にはよい点のほうがはるかに多いのです。困るのは脱税をしている人たちです」

［２００２・８］

9 原理原則を欠く日本

関西国際空港

関西国際空港に着いて形だけの通関を済ませると、いつものことながら脈拍数が増えてくる。故国ニッポンに戻った感激のせいで、わがハートが知らず知らずのうちに鼓動を速めるからではない。ターミナルビル内の上下移動にはこれしかないという数少ないエレベーターは、三方の壁をアクリルで囲んだ箱で空中を上下する仕組みになっているからだ。透け透けの側壁から見下ろすと十数メートル下のメインロビーを往来する人が小さく見える。高所恐怖症のわたしにとっては、この数秒間は過酷な拷問を受けるに等しい。もしもロープが切れたら、眼下に見下ろすあのメインロビーの床が加速度的に迫ってきて、やがて受けるであろう衝撃は両下肢の大腿骨頭を下から突き上げ股関節は脱臼する。さらに残った衝撃は脊椎を伝って頭蓋底に達しこれを破壊する。同時に脳は脳底から上に向かって損傷を受け、ここで意識は失われるだろう。と書くと一連の事象は数分かかって起こるように思えるが、実際にはコンマ何秒の間にすべて完了する。

関空着でニッポンに来るたび、動悸、冷や汗、それにロクでもない妄想を経験するので、この次からは関空経由で来るのはやめようと思うのだが、成田を通ってくると、国際線を降りてから国内線に乗り換えるのに、大きなスーツケースやゴルフクラブの入ったケースをかかえて、バスで移動せねばならぬ。関西方面行きの乗継ぎ便は三、四時間待たされることも珍しくない。いつぞや国際線が遅れて着いたときには、伊丹行きはすでに出たあと。致し方なく成田のホテルで貴重な一夜を無為に過ごした。それ以来、動悸冷汗、被害妄想に密かに耐えながら、今度も恐怖のエレベーターのある関空に降り立った。

建築家の設計思想には限りがない。三十年前ボストン市中にそびえ立つガラスウォールのジョンハンコックビルを見たとき、一体どんなテクノロジーを使ってガラスを壁面に止めるのだろうと不思議に思った。試行期にあったこのビルは、ガラスを鉄枠に止める技術に不都合があり、何十枚もの巨大なガラス板が窓枠から外れて空から降ってくるという悲劇に見舞われた。時とともにそれも解決され、ガラスは降らなくなった。ガラスウォールでもう終わりかと思っていたら、次々と斬新で奇抜なデザインが生み出され、とどまるところを知らない。建築界ではいつの間にかデザインの斬新さが一人歩きを始め、利用する人間の感性をないがしろにしているのではないか。関空の三方透け透けのエレベーターをデザインした人は、高いところが死ぬほど怖い人間のいることを考えていない。このエレベーターはドアの幅も箱のサイズも狭く作ってあるため、国際線の客の大きなラゲージは乗り切らない。一台に一人しか乗れないときもある。だから、エレベーターの前には、いつも行列ができている。

関空のエレベーターで生まれつきの弱点を突かれたので、今度の帰国では、少し意地悪い眼でニッポンの街を眺めてみた。その眼で見ると、わが祖国の街は、どの街もまるでオモチャの箱をひっくり返したような乱雑さを呈している。真っすぐな道などどこにもない。大通りに面した建物の一つひとつは、大金をかけて凝った造りがしてあるのだが、周囲との調和を欠いている。だから、街は戦後のバラックの立ち並ぶ通りから、たいした変化をしていない。

どの建物も、角にあたる部分は遠目に見ても真直角、横も縦も直線はあくまで真っすぐで少しのたわみもない。完璧主義者の産物であることがありありと見て取れる。これと比べるとアメリカやヨーロッパの建物は、どこかたわんだひずみがあって、人間の手で造られたものの軟らかさを残している。建物一つにもその裏にはその国の国民性が秘められているようで面白い。

メキシコの街では、通りに面した側の壁には立派な飾りつけがあって、バルコニーも三段あり、三階建ての風を呈する建物が、裏へ回ってみると、普通の平屋で気抜けすることがある。壁とバルコニーだけは外見も高さも両隣に合わせて見栄を張り、通りの美観の維持に寄与しているところにアミーゴらしさがにじんでいる。

スイスのチューリッヒでは、家を新築改築する際、設計図と別にこれから建てる建物の外観予想図を役所に提出し、隣り近所との調和を損なわぬと認められて、初めて建築許可が下りるそうだ。家々の窓を彩るゼラニウムの鉢植えを置く習慣も、市民集会の決定に従って強要されるという。

シンガポールで街の再生化を終えたところは、どの通りを見てもこれがアジアとは信じられないほどビューティフルである。リーカンユー前大統領は、再生化が進行中の通りに自ら出向き、自分の目で通りを眺めて、植える街路樹や花を指定したそうである。激務の大統領が時間を割いて現場に行って決めたのだから、美しい通りになって当然だろう。

ポーランドのワルシャワは第二次大戦後、独ソ両軍の攻撃によって破壊しつくされた。戦いが終わりいざ復興というとき、市民によって街を戦前の通りに復元するという意志が決定され、実行に移された。焼失を免れた街並みの写真や絵画を持ち寄り、一つひとつの建物を、気が遠くなるほどの年月をかけて復元し街は元通りになった。ポーランドの友人は、それに費やした莫大な費用はすべて市民の寄付でまかなったと胸を張る。「復興をワルシャワ市に任せていたら、きっと灰色をしたコンクリートの箱が並んだ、無味乾燥のつまらない街になったでしょうね」と言う。

実際、ワルシャワに何度も足を運んでみると、これが戦争で一度は完全に焼けた街とは信じ難い。何世紀も前からそこにあった街の様相を呈している。

想いは大阪からメキシコ、スイス、シンガポール、はてはポーランドにまで飛んでしまった。それらと比べると、空港バスの窓から眺める大阪の町並みは、原理原則を欠いた不調和な街並みだ。

先に挙げた各国では、自分たちの住むコミュニティを美しくしようとする市民の意志が働いているところが、わがニッポンと違う。街の再開発には痛みが伴う。費用もかかるし、場合によっては住み慣れた住居から他所に移住を強いられることもある。スイスやポーランドでも市民のこうむる痛みは同じだが、市民（citizen）の美しい街に住みたいという意欲が強くてそれを超えた場合には、痛みに耐えられるのだとスイス、ポーランド両国に住む友人は説明してくれた。彼らの口からシチズン(citizen)という言葉が自然に出てくるが、これはニッポンで言う東京都民やコウベ市民と違った意味を持っている。彼らの言うシチズンは、それ自体が意志決定権を持つ強力な集団である。チューリッヒやワルシャワのシチズンは、市議会や市役所より強力なパワーを持っている。一方、東京都民やコウベ市民は、せいぜい役所に集団陳情するくらいがパワーの限界で、市や区役所をさしおいて自分たちの住むコミュニティを自治する権限を持っていない。市当局は、住民がその程度のパワーなら、言い出したら際限のない街の美観などには、関わらないのが賢策と考えて不思議はない。本物のシチズンに変身した市民が、市の一角を壊して新しい街づくりをするから市の条例や規制を変えろと迫ると市当局は困るだろうが、そんなことはニッポンでは絶対に起こらない。

前に住んでいたアイオワシティの郊外に住宅地が開発されて地域の人口が増えたため、市の中心に向かう道路の交通量が増加し、渋滞が問題化した。解決策としては、今ある対向二車線の道路を四車線に広げるしか方法はない。道路を広げるためには、道の両側の宅地を削る以外にない。道沿いに住む住民は当然のことながらこの案には大反対であったが、一年余り討議を重ねた末、道路は拡張されることになった。この間の経緯は数ヵ月にわたって逐一テレビで放映され、市民はことの展開の一部始終を知ることができた。まず市当局から毎日の交通量の詳細なデータが供覧され、現存する道路の容量を超えていることが示されると、反対派からはデータの取り方や統計の方法に間違いないかと質問が出される。続いて道路拡張以外の解決方法、たとえば迂回道路や新道の建設なども検討されたが、いずれも否決された。住民側は拡張案に押されて旗色が悪くなってくる。排気ガスや騒音公害、それに交通量の増加に伴う児童の事故に遭う可能性などのすべてが検討しつくされ、最終的には拡張案が可決された。アメリカの自治体では最終結論が出るまで議論に時間と労力を費やすが、コミュニティの公益と個人の利害が対立する場合には公益を優先する。最終結論が出ると、強制立ち退きも直ちに実行される。立ち退く側も文句は言えない。

そこで思い出すのが、「一人でも反対があるうちは橋は架けない」と公言した何代か前の都知事の施政だ。自由を尊重するアメリカのコミュニティでは、この知事の言葉が大ウケすると思いきや、まるで反対なのだ。アイオワシティの道路拡張の件は、最後まで反対した住民も公聴会での最終結論にはいかに強力な弁護団をもってしても覆すことは不可能と悟り、しぶしぶ従うしかなかった。住んでいる家の真上を道路が通ることになったら、いくら反対しても道路は絶対に迂回してはくれないという決まりだから、下手にごね続けるより、潔くあきらめたほうがよいとアメリカンは言う。

あるとき市道を走行中、道路わきの街路樹が強風で倒れてきて車を損傷したことがあった。「これは街路樹を管理する市に掛け合えば、当然、賠償してもらえる」と思って、アメリカンのワケ識りに相談すると、「それはあきらめろ」と言う。アメリカでは、今度の場合のように、州や市など公共の財産が原因で市民が受けた災害を天災とみなすとはツユ知らなかった。早速、保険会社に連絡し、車の修理代を払ってもらった。ついでにと尋ねてみると、市を相手に賠償は取れないと言う。

「個人の権利がこれほど尊重される社会で、それはまたどうしてなの?」

町内のワケ識りじいさんに尋ねると、

「自己中心のゴネ得を一度でも許してしまうと、コミュニティは崩壊するしかないことはお分かりかな。それが社会の原理原則というものです」

あなた、今のニッポンの社会にこんな原理原則があるとお思いですか? 一度考えてみてください。

［2002・3］

10 名登利の下駄、ホノルルへ飛ぶ

「いらっしゃい。ご予約をいただいた方ですね。お待ちしておりました。どうぞ、お好きなところにおかけください」

中央線の東中野駅前にある名登利寿司は、車がやっとすれ違えるほどの幅で自然にウェーブした通りを、駅から数百メートルのところにある。通りの両側は古くからの商店が立ち並び、いかにも肩寄せ合って商いを続けている場末の下町といった雰囲気だ。間口二間足らずの店のつけ場に立つのは、オーナーの親方とおかみさんの二人だけ。カウンターの八席と一つだけあるテーブルの四席、合わせて十二席のこぢんまりした店だ。

店の内外を見る限り、日本中どの町でも見かける何の変哲もない普通の寿司屋である。数百軒もの寿司屋がひしめく新宿から、わざわざ予約を取ってこの場末までタクシーを飛ばしてやって来たのにはワケがあるのだ。

いきさつ

今年の夏、ハワイで短い休日を過ごしに飛んできたドクターA夫妻を我が家にお招きした。「鮨どころきむら亭」〔後述、一五四頁〕の主としては、腕によりをかけて寿司を握り、ささやかなもてなしをした。尽きぬ話題に時を忘れるのは常ながら、寿司を頬張りながらの語らいは、最近読んだ名登利寿司のおかみさんの手になるエッセイに及んだ。夫婦二人で切り盛りする寿司屋の裏話を綴ったリズミカルな文章に感銘を受け、是非にと持ち帰ってもらった一冊を読んで感動したA夫人の手配のお陰で、初めて名登利寿司を訪れることになったのだ。

名登利寿し

入り口から一、二歩踏み込んだ三和土《たたき》のあたりで、うろうろしながらA先生はテーブルにするかカウンターにするか、まだ迷っている。

「テーブルのほうが話がしやすくていいのじゃないですか」

「それはそうですが、寿司屋でおいしい寿司を食べようと思うと、絶対にカウンターに座らないとだめです。これは寿司食いの鉄則です」

「ほう、寿司を食べるのにも鉄則があるのですか。存じませんでした」

A先生は都内の大学で、外科教授と病院の要職を兼務する御仁である。超多忙の毎日では雑学の集積に費やす時間などなくて当然だ。

「ならば、僭越ながら『寿司食いの鉄則』を、逐一お教えすることにいたします。これから具申いたしますことは、すべてホノルルで一番ポピュラーな寿司屋のオーナー親方からの受け売りということをご承知おきください」

講義調で切り出すと、神妙な顔つきで、

「承知しました」

と学生のような返事が返ってきた。

寿司食いの鉄則

「まず、入り口の戸を開けて店の中に首を突っ込んだら、店内をぐるっと見渡して席の配置を見るのです。カウンターとテーブルが目に入ったら、躊躇することなくカウンター席に直進してください。つけ場に立つニイさんたちはこの時点で、『いらっしゃい』の掛け声も勇ましく、『さあ、ずーっと奥へどうぞ』と言ってくれますが、それに乗せられてはいけません。カウンター席は入り口に一番近いところでないといけないのです」

「それはまたどうして？　奥へどうぞと言われると、大事な客として扱われるような気がしますが……」

「その手に乗せられるのは、まだシロウトの寿司食いです。どこでも寿司屋は一見の客と見ると奥の席に押し込みたがりますが、なぜだとお思いです?」

「?」

「寿司屋のつけ場には、花板から追い回しまで序列がありまして、一番入り口に近いところに立つのはオーナー親方か花板です。奥に進むにしたがい番付が下がって、奥の突き当たりに立つのは一番下っ端の若い衆というのが決まりです。これをわれわれ外科の業界にたとえてみますと、まず入り口に立っている年配の親方がセンセだと思ってください。次に助教授から講師、助手と続いて、一番奥に立つのが卒業したての研修医という序列です。一見の客はどうでもいいとまでは言いませんが、あまり大事な客ではありませんから、奥へどうぞと押し込まれて、新米の板前が握る寿司を食べさせられる運命にあるのです」

「なるほど。それは知りませんでした。ところで、入り口近くの親方の前に座ると、どんなご利益があるのです?」

「よくぞお尋ねくださいました。花板は客の顔を見てネタを選ぶと言います。たとえばセンセのお顔ですと、あ、この客は旨いかまずいかでは一言あっても、勘定が高いの安いのと御託をならべる御仁ではない、と一目で見抜かれてしまうでしょう。この判断ができなければ、花板は務まりません。客の顔でネタをより分けできる権限は、オーナーか花板に限られているのです。この特典にあずかって旨い寿司を食べようと思うと、入り口に近いところのカウンター席でなくてはならぬワケがお分かりいただけたことでしょう」

「なるほど。入り口に近ければ旨い寿司にありつけるというわけですな」

「それだけではありません。センセが店で一番の極上ネタを使った寿司を口になさりたければ、さらなる努力が必要です」

「一体何をしろと？」

「カウンター席に座ると、醤油を入れる小皿が出てきます。店によっては、初めから盆の上に乗っていることもあります。寿司屋に来る客は大抵腹を減らしていますから、注文した寿司がいつ出てきてもすぐに食べられるように、小皿に醤油を注いで待つのが常です」

「おっしゃること、よく分かりますよ」

「ここが肝心なところですが、醤油は皿にたっぷり注ぐことです。経験を積んだ花板や親方なら客が皿に注ぐ醤油の量を見るだけで、その客の腹の減り具合が分かると言います。その客がいくつ寿司をつまむか、醤油の量で読み取るのです。当たり前のことですが、寿司をたくさん食べる客は上客に決まっていますから、醤油をたっぷり注ぐ客にはサービスもぐーんとよくなるという理屈です」

「なーるほど。複雑な仕組みですな」

「旨い寿司を食べるためにはここまでやれと現役のオーナー親方が内緒で教えてくれた秘伝のようなものですから、ま、試してみる値打ちはあるでしょう」

「まだ肝心なことを伺っていません。なぜ、カウンター席に固執するのか、そのわけは？」

「オーナー親方の告白によりますと、ネタもとの魚は生ものですから、今朝仕入れたのと昨日売れ残って一昼夜持ち越したのでは、活きの良さに違いが出て当然です。だからといって、持ち越したのを捨てていたのでは商売が成り立たない。かといって、目の前でじっと見つめている客に、鮮度の落ちたものや切り落としのネタで握った寿司を出すことは、いくら相手がシロウトでも気が引けてできないそうです。見ていない人というと、テーブルに着いている客のほかに誰がいますか。だから、何がなんでもカウンターに座るんだよ、と親方は教えてくれているのです。それでもやむを得ぬ事情でテーブル席に着かされた場合にでも、まだ救いの手はあります」

「ほう、なんです?」

「人間、窮地に陥った場合、自分よりもっと惨めで不幸な人がいると知ると、多少は救われた気持ちになるでしょう。テーブル席に座らされてしまったら、出前の寿司を食べている人に想いを馳せてみてください。想像するだけで、気持ちが安らぐのが分かるでしょ」

「はっはっはっ」

こんな他愛もない会話を我慢して聴いてくれた名登利寿司の親方がひと言、

「うちではそんな心配は一切無用。つけ場に立つのはわたし一人ですから……」

一人でウエイトレス、レジ係、皿洗いを引き受けるおかみさんの佐川若枝さんは、「寿司屋のかみさん」シリーズと銘打った素晴らしいエッセイを、講談社その他から十冊近くも出した当世人気絶頂の女流作家である。なにしろおかみさんのエッセイを読んで感動した元日本国内閣総理大臣橋本龍太郎夫妻が、二度もおみ足を運び給うたのがこの名登別寿司なのだ。

親方の創意工夫は休む時を知らず、毎朝築地に出向き、日本の津津浦浦から送られてくる活けの魚の仕入れをしながら、今日はどんな寿司を握るかアイデアを練るというのだから、幾つかの手術方法を編み出したオペのイチローも顔色なしだ。トロのヅケ、バーナーであぶった白身に秘伝の酢だれをちょいとつけて塩で食べさせる握りなど、正直、こんなに旨い寿司はめったにない。さすが元総理夫妻がお通いになるほどの店だと納得した。

飛び切り旨い寿司を頬張りながら、「アイオワ鮮魚店」や「鮨どころきむら亭」のことを小出しに話してみる。

「実は、今度日本に来たのは、『鮨どころきむら亭』で使う〝下駄〟を買いにきたのですよ。やはり、握るはしから〝下駄〟の上にならべていくと、寿司屋の感じが出ますからねえ」

〝下駄〟というのは、客の前に置いてその上に寿司を乗せる木製の台のことだ。最近の寿司屋は木製の下駄より、陶器やガラスの皿を使うところが多い。

「それなら、うちで使わなくなった〝下駄〟がありますから、お持ちになってください」

「ありがとうございます。四つほどいただけますか？　天下の名登利寿司の〝下駄〟に乗せると、不肖わたくしオペのイチローが握った寿司も、旨そうに見えるでしょう」

〝下駄〟を縁結びに通う店ができて、ますますニッポンに来る機会が増えそうだ。

［２００２・１２］

第2章

オペのイチロー
アメリカンライフ

11 悪徳業者撃退法・手抜きには法で

感傷の秋

アメリカ中西部の秋は、一雨降るごとに更けていく。メキシコ湾からの湿った空気とカナダからの冷たい空気がアイオワの上空で衝突すると、雷が鳴りひびき稲妻が走り雨が降る。梢から始まった紅葉はあっという間に下の枝まで降りてくる。そして一晩木枯しが吹き荒れると散ってしまう。庭一面を十五センチもの厚さで覆う落葉を放置しておくと来春になっても芝生が生えてこない。厚い落葉を貫通して芽を出すにはよほどの元気が要る。

庭に積もった枯葉は通りの端まで運んでおくと、清掃業者の落葉吸引装置をつけたトラックがやって来て一瞬のうちに吸い取り運び去ってくれる。直径三十センチもの吸引ホースで枯葉の山を吸い込む様は、まるでガリバーの小人の世界に電動掃除器を持ち込んだようなものだ。大騒動がひとしきり終わったあと、ポーチに座って空を見上げると一面の鰯《いわし》雲。冬はもうそこまで来ている。

高所恐怖症の気持ち

この時期になると、横腹に○○サービス商会と書き込んだバンが頻繁に通りを往来する。屋根の上に折りたたみの梯子を載せているのは、屋根屋、樋《とい》屋、煙突掃除屋、窓拭き屋、植木屋、電気屋、電話屋それにテレビのケーブル修理屋などだ。

高所恐怖症のわたしは、幼いころから、自分の背丈より高いところに上がって平気でいられる御仁を尊敬してきた。そんな恐ろしいことができるのは、きっと特殊な本能を持った人に違いないと秘かに信じてきたほど高いところに弱い。

だから、我が家の暖炉の煙突掃除をしてくれる職人が、地上十メートルの大屋根にスルスルと伸ばしたアルミの梯子をかけ、グラグラ揺れるのを身体でバランスを取りながら登っていって、ヒョイと身体をひねり傾斜した屋根に乗り移るさまを見ると、背骨の両脇にゾクゾクッとした感覚が走り、目を開けていられなくなる。それでも怖いもの見たさでそっと薄目を開けて、まだ地上に人間が落下した様子はないから、屋根の上にいるのだろうとほっとする。

突然「ドクター！」と呼ぶ声が頭上から降ってくる。見上げると、つかむものも何もない地上十メートルの屋根の端に男は立っていて、「この樋はかなり傷んでいるから替えたほうがようがすぜ。今度樋屋に電話しときやしょう」などと言ってくれる。「もういい、そんな怖いところに立ってないで用が終わったら早く降りてきてくれ」と言いたいのだが、声がつまって言葉にならない。高所に恐怖心を持つ者の気持ちは、高いところが平気な人には絶対に分からないだろう。

冬に備えて

この時期どこの家でも、すぐ真近に来ている冬に備えてなすべきことの長いリストを持っている。冬の厳しい中西部では、暖房が半日も止まると家の中は冷蔵庫と同じ温度まで下がる。水道管が凍てつくと、再び暖房が戻っても天井裏や床下のパイプは春まで溶けることはない。だから暖房は命の綱なのだ。

冬の準備は屋根に上がる仕事ばかりではない。ライトバンの後ろに、巨大なヘアーブラシのような機械の載ったトレーラーを曳いてくるのが庭屋。このヘアーブラシの化け物で、芝生に無数の穴を開け、地中に空気を送り込む。これを怠ると芝は根ぐされして、春になっても緑の敷物にならない。コンクリート屋は傷んだ歩道やドライヴウエーの補修に忙しい。歩道を修理せぬまま放置すると、市の指定した業者が勝手に補修してとびきり高い請求書を残していく。家の前の歩道を管理するのは住人の責任だ。傷んだ歩道にけつまずいて通行人が倒れて怪我でもしたら、莫大な保障金を支払わねばならぬ。ほかにも、たとえば煙突掃除を怠って火の粉が飛び隣家が火事になったら、もちろん火の元になった暖炉の持ち主の責任だ。

それらを覚悟の上で、歩道の修理も煙突掃除もせずにいるのは住人の自由である。アメリカの暮らしでは、こうした選択の幅は日本と比べると限りなく広い。日本では、役所の係りやアパートの管理人がやって来て、住人の意思決断に関わらず、屋根、ガス、水道、下水、通路などの手入れ一切をやってくれる。何もかもが自己責任の国に住んでいると、何もかも他人任せの日本の気楽さが、懐かしく思い出される。

アイオワシティのイエローページをめくってみると、ライトバン一台で営業する一人社長の各種コントラクター（請負い業）の多いこと。たとえば水道配管修理一般という業種だけでも十軒以上もある。十二年間わが家に出入りし、バス・トイレ・洗面台の水道管一切を修理してくれているのはパムという女性。女性の鉛管工はアメリカでも珍しい。腰にレンチやモンキースパナをぶら下げ、鉄パイプを切ったり継いだりの仕事である。頭を刈り上げにしているところなど男以上に男らしいぞと思っていたら、あるとき連れてきたパートナーと称する相棒の女性を一目見て、ははんと納得した。パムは今まで付き合った職人の中で、仕事の仕上がりや約束した時間の正確さでは一番だった。みんながパムのようなら言うことはないのだが、中にはとんでもない小悪人もいるので油断はできない。

ツートーンカラーの屋根

テニスボール大のヒョウがアイオワシティ一帯を襲い、車や住居の屋根に被害が出た。わが家も例外でなく、一階のひさし部分の屋根が割れ、樋が傷んだ。早速イエローページをめくって屋根屋と樋屋に片っぱしから電話をする。広告に「下見、見積り無料」とうたっているからには、下見や見積りに料金を取る業者もいるのだ。数日かけて十幾つもの留守番電話に、数えきれぬほどのメッセージを残した甲斐あって、やって来た屋根屋は「ようがす。仕事はひと月先。損害保険金の枠内で手を打ちましょう」と言って帰った。

いよいよ工事の日、やって来たのは手配師格の別の男と四、五人の英語のできない中南米のアミーゴたち。一日目に屋根のタイルをひっぺがし、次の日、新しいタイルを打ちつけて終わり。ちょうどわたしが留守にしていた二日間で修理は完了した。

ところが、出張先から家に戻り、屋根を見上げてびっくり仰天。修理が終わった一階のひさしには、二階の黒い大屋根とは全く色違いのグレーのタイルが葺《ふ》いてあるのだ。早速屋根屋に電話すると、見積りに来た男はもう辞めていないという。「親方を出せ」と連日コールし続け、ようやく連絡が取れたのはわが家がツートンカラーの屋根になって十日過ぎのことだった。重い腰を上げてやって来た親方。一目見るなり「あ、これはひどい」と手下の仕業をすんなり認め、その場で無償取り替えに合意してくれた。ところが、仕事にかかったのは三ヵ月ものちのこと、その間わが家はピカソ風ツートンカラーの屋根で、近所の笑いものになりっ放しだった。

じゃじゃ漏れの樋

屋根屋と入れ替わりにやって来たのが樋屋。古い樋をひっぺがし、新しいのを着けるのには半日もかからない。こんなに早く終わるのは、きっと手抜きしているに違いないと思っていたら案の定、雨が降ると、四つ角の継ぎ目から、水が滝のごとく漏れる。昔の亜鉛びきの樋は、継ぎ目をハンダ付けで接合するのが常識だった。今の樋は工場でプレス加工し、防錆剤を吹きつけて、ペンキを塗った製品である。この手の樋の継ぎ目に屋外用シリコーン接着剤を使うのは、このあたりでは、子どもでも知っている。

例によって「親方を出せ」という電話に出たのは若い男。「樋を規定通りつけたのに、継ぎ目が漏れるのは雨が多すぎるせいだろう」と非は認めず、防御一点張り。これでは埒が明かない。

途方に暮れて思いつき、わが家の樋掃除を長年手がけてくれているジョージに電話し、屋根に上って調べてもらうことにした。ジョージは、屋根に上って見るだけで五十ドルくれと言う。わたしは高所恐怖症だから、自分では絶対に屋根には上がることはできない。仕方なく承知したが、五十ドルもふんだくるのなら、手抜き工事の詳細を書き込んだ書類を作れと命じてやった。

悪徳樋屋との死闘

ジョージの作った書類を持って、弁護士のリチャードのオフィスに出向いて相談すると、場合によっては訴訟も辞さぬかと念を押してくる。リチャードは二十分間の相談に五十ドルもチャージする。樋屋宛てに補修箇所のリストと作業期限を明記した手紙一通を書いてもらうのに、さらに七十ドルも取られたが、樋の水漏れを止めるためには高いの安いの言ってはいられぬ。

訴訟になれば勝算は当方にあり、先方は水漏れを直すだけでは済まなくなる。リチャードの手紙には、場合によっては何十万ドルもの慰謝料を請求すると暗に匂わせてあるので、樋屋は熱いフライパンに乗せられた気分になったのだろう。手紙が届いた翌日、マネージャー以下スタッフが飛んできて、すぐさま仕事にかかり、数時間のうちに直してしまった。やればできるのだ。最後に樋屋の親方が来て、最終点検を済ませて帰ったあと、再びジョージを呼んで屋根に上って見てもらう。これでまた五十ドル。樋の漏れひとつで、総額二百二十ドルの出費になった。しかし、業者の手抜き仕事からわが家を守るためには、これくらいの防衛出費を惜しんでいたのでは、このアメリカでは生きてゆけない。

悪徳業者取締り法は消費者の立場で

ＮＨＫの「クローズアップ現代」という番組で、日本の悪徳業者の手抜き普請に泣かされた人たちの特集を見た。アメリカには悪徳という言葉はない。職人に徳を期待するほうが無理という理屈である。あるのは合法か非合法かだけだ。だから自衛のためには、法に遵じて相手と渡り合うしかない。何でも「話し合い」の日本では考えられないだろうが、決着は法律の専門家に任すのがベストなのだ。

アメリカの法律は、どちらかというと消費者の側に立つように作られている。法律を作る議員たちは、官僚や企業よりも、選挙の票につながる庶民の味方をする。だから、法律にすがれば、正義は必ず勝つ仕組みになっている。

日本の消費者の悪徳業者に対する泣き寝入りを見ていると、法を作る議員は一体何をしているのかと思う。真面目に市民を護る意思があるのかどうか疑問が湧いてくる。

［１９９９・１１］

12 驚異の水鉄砲トイレ

六月初旬、東京で開催された学会の講演に招かれ、梅雨前のニッポンに飛んできた。カラッとした貿易風に吹かれて一年中涼しいハワイと比べると、日本の梅雨前は肌に滲み通る湿気が耐え難い。年中アロハシャツでネクタイを締めたことのない暮らしをしている身には、スーツに糊のきいたワイシャツの上からタイを締めると、サウナの中で首を締められるような気になる。ニッポンのビジネスマンたちは、この湿気と暑さにシレッとした顔でスーツを着込み、汗一滴もかかず満員の地下鉄に平気で揺られている。習慣になってしまえば人間の身体は限りなく適応する能力があるという証拠だ。

驚異の水鉄砲トイレ

こんどの学会の前後には、大阪を振り出しに神戸、東京、大阪、熊本、鹿児島、大阪、東京、そしてまた大阪と、かなりきつい講演旅行のスケジュールが組んであった。

旅先のホテルのトイレには、用足しが済んだあとボタンを押すと噴水が下から吹き上げてきて、汚れたところを自動的に洗ってくれる装置がついている。泊まった宿でこの噴水装置のついていないところは、一箇所たりともなかった。ニッポンでは今や、この噴水装置は家庭にも進出、ほとんどの家のトイレについているという。ホノルルでもニッポンのT社製の装置一式が三九九ドルで売られている広告を見たことがある。ハワイに移ってすぐ住居を改装したとき、検討はしたのだが結局つけなかった代物だ。しかし、使ってみるとなかなかうまくできている。

噴水の標的

噴水の標的は前と後ろに分かれて、それぞれ押しボタンの違いにより、用足しの後始末に使い分けができるようになっている。用向きの違いに応じて、あまり離れていない二つのスポットに、水鉄砲を的確に当てるには、かなり精密な工学的工夫が要ると思うのだが、今のニッポンの技術をもってすれば朝めし前のことなのだろう。

専ら女性がお使いになる「前」のほうにボタンを合わせ、試しに噴水を始動してみると、ニョロニョロと出てきた水鉄砲が、正確にしかるべきスポットをヒットした。ふと我に返り、世間では一体何人の男たちが孤独な密室で、これと同じテストを試みていることだろうかと想像し、思わず笑ってしまった。

手足は要らなくなる？

摂食、排泄、生殖は生物の三大必須機能である。排泄の後始末をする噴水トイレが大ブレイクし、売れに売れたのなら、摂食や生殖を補助する機械の開発が次の商戦の焦点となって当然だ。未来のレストランでは、客がテーブルについてメニューのどれかに目を止めると、水鉄砲ならぬ食鉄砲が自動的に口元まで延びてきて、食べたい料理が口に運ばれるという仕掛けがウケるのではないか。そうなると、モノグサ人間にとっては、パラダイスの到来だ。

最近アメリカで開発された立ったままで乗る「歩くスクーター」が実用化されると、歩くための足は要らなくなる。ならば手のほうはどうか。噴水トイレの出現によって、用足しの後始末には手は不要となり、モノを食べるのも機械がしてくれると、箸を持つ手も要らない。あとはモノを書くためペンをにぎるのに要るだけか？　いや、手が要るのは、手術もあればゴルフもあるぞ。愛しい人の大事なところを触ったり、なでたり、さすったりするのにも、手は大事だ。それでも、手を使わずに済ませるための技術開発は止まらない。そのうち、手足を使わなくてもよくなった人間は、みんなダルマ化するのではないか。

「よろしかったでしょうか」

特急つばめで熊本から鹿児島へ向かう。車内では若い女性の車掌が検札に来たので、びっくり

した。キップに昔なつかしい紫色をした検印を押したあと、

「飲み物のサービスはコーヒー、紅茶のどちらになさいますか」

と尋ねるのに、重ねてびっくり。

ニッポンを離れたのは、JRが国鉄と呼ばれた時代だった。当時国鉄の車掌は、警官そっくりの紺の制服を着た男性で、乗客を高圧的な態度で睥睨《へいげい》していた。そんなに尊大だった車掌が女性になって、あまつさえコーヒーや紅茶のサービスをするなんて、今でも信じられない。

しばらくして、おしぼりと紅茶を持ってきたこの女性、

「紅茶でよろしかったでしょうか」と尋ねてくれる。

こう尋ねられると、返答に困ってしまう。「紅茶をどうぞ」と言うところを、紅茶でよかったかと過去に済んだことを問われても、返答のしようがない。「紅茶でよかったかしら」と問うのは、客のオーダーが紅茶だったかコーヒーだったか思い出せないとき、当の本人が自問するのに使うフレーズであって、客に尋ねることではない。若く美しい車掌さんに不粋な議論をふっかける気など毛頭ないから、「紅茶でいいよ。ありがとう」とスマイルを返した。だが、今度の旅の間、ホテル、駅、デパートなど行く先々で「……でよろしかったでしょうか」を耳にすると、とても日本語のふるさとであるニッポンに来ている気がしない。サービス業のマネージャーにお願いするが、マニュアルを作る際、正しいニッポン語であるかどうかは、ぜひとも国語の専門家に相談してからにしてもらいたい。

車内販売の六百円のサンドイッチを買って、千円札を出すと、

「千円からお預かりします。はい、お釣の四百円です」

と、カートを押す女性は微笑んでくれる。

「千円から預かるとは一体どういう意味ですか」と尋ねてみたいがぐっとこらえる。英語にも、日常生活の変動によって、言い回し、イントネーションともに流行りすたりは生じている。だが、今のニッポン語のように言語としての成り立ちから狂ってはいない。

大学のセンセもカネ勘定

今度の学会ではニッポンの大学のセンセ方もカネ勘定で苦しんでいるという印象を受けた。以前は学会というと、病気本体の解明や、最新の治療方法を追求するのがメインテーマだった。ところが、今の学会では左前になった病院をどう立て直すかというのがメインテーマとして真剣に論じられている。

このところの不況で税収も減り、それでなくてもお役所仕事で世間の風当たりの強い国立大学や国立病院に、親方の日の丸が支援打ち切りを宣言し、今後は各自独立採算で経営を立て直すよう申し渡したから、世俗の風に染まずに済んできたセンセ方はびっくり仰天。国立病院のセンセ方は、毎日カネ勘定を合わせるための会議に明け暮れているそうだ。

病院の歴史

アメリカ医療の源流を百年さかのぼると、当時の医師は全員が開業医だった。病院というものがなかった時代、金持ちたちは、病人が出ると屋敷の中に病室を作り、ドクターを自宅に招いて病人を診させた。貧しい人々は、術もなく見捨てられた。これではいけないと宗教団体や地域社会が立ち上がり、貧者のための医療宿泊施設を建てたのが病院の始まりだ。

その後、病院は単なる宿泊施設から、近代的な設備機能を持つ病院に発展したが、設立の経緯から、その経営には医師以外の人が運営マネージャーとして采配をふるってきた。こうした背景のもとに、医師と病院は別料金というシステムができ上がった。入院患者は、病院に対して病室の部屋代や設備の使用料を支払う一方、治療をしてくれたドクターには、別個に治療費を支払うという、二本建ての会計システムが使われてきた。別角度から見ると、医師と病院が別会計という特徴があるから、わたしはこれを医・院分業と呼んでいる。

医・院分業

良い医療とは「安全で、苦痛なしに、早く、安く治してくれる」医療である。ウデの立つ医師は、素早く診断し、良い治療をするから、苦痛も少なく、入院期間は短くて、安く済む。その代わり、ほかの医師よりも少し余分に治療代を取るが、入院代が少なくて済むから差し引きすると患者の負担は軽い。この方式を採用しているアメリカでは、医師の技術料収入の比率は、総医療費のわずか一二％を占めるにすぎない。医・院分業になっても、医師がカネを取りすぎる心配はいらない。

医師は病院の経営にタッチできない仕組みだから、入院期間を意図して長くすることはない。不要な検査をたくさんしたり、薬を過剰に処方もしない。入院料、検査料、薬代はすべて病院の収入になるだけで、医師にとっては一ドルの利益にもならない仕組みなのだ。

医・院同業

一方、ニッポンでは入院料も検査料も、薬代、診察料、手術代のすべての医療費は病院に支払われる。この中から医師にサラリーを払うシステムだ。だから、わたしは、これを医・院同業と呼ぶ。入院期間も検査の指示も処方箋も、すべて医師が決めることである。病院から医師のサラリーが支払われる仕組みでは、医師が病院の収入を増やすための恣意が働くのは当然だろう。かくて、患者は長期間の入院、うんざりするほどの検査、馬に食わすほどの薬に悩まされる。

米国を頭に英・仏・独・加・豪の先進国では患者一人当たりの平均入院日数はヒト桁、つまり十日に満たないのに、ついこの間までひとりニッポンは三十数日と、突出していた。これでは早くて安い理想の医療にはほど遠い。そこでニッポン政府は全国の病院に大号令を発し、「入院期間を十七日以下にしろ、そうすれば褒美をつかわすぞ」という施策を発令した。

十七日というと数年前の半分である。実現すると今全国で百二十万床ある入院ベッドの半分が空くことになる。空いたベッドに患者さんの補給が追いつかなければ、病院の経営は行き詰まって倒産に追い込まれる。だからセンセ方がカネ勘定の会議会議で右往左往する結果を招いているのだ。アメリカの病院の平均入院期間は、一九六〇年代の十五日から今の七日まで半分に下げるのに四十年の年月を要した。その間には、病院職員数も数倍に増え、テクノロジーも格段に向上した。ヒト、モノ、カネの三要素が十倍近く増えたことも無視できない。「入院期間を半分にせよ」という厚生労働省の構造改革の意はよしとするが、それに先立ってヒト・モノ・カネの手当てをしないと画餅に終わる心配がある。

［2002・7］

13 アイオワ鮮魚店繁盛記

今年は十一月初めまで暖かい日が続いた。毎週土曜日が来るのを待ちかね、ゴルフにいそしんだ。この分だと、ひょっとすると去年のように、十二月初めになってもコースに出るのが可能ではないかと期待したが、それだけは、はかなくも夢に終わった。

シアトルから大量の魚の入荷があり、「アイオワ鮮魚店主」としては、慣れぬ手つきで伝票の整理をしたり、電卓片手に代金の計算をしたり大わらわであった。今回は三十件足らずの注文があり、最後の御仁がピックアップに来て、荷を捌《さば》き終えたのは十一時過ぎ。くたびれた。

今度の入荷の目玉はウニとサーモンだ。ウニは一箱が二十八ドル（約三千円）、サーモンは目の下六十センチ、脂が乗って七キロに太ったのが丸ごと一匹五十五ドル（六千円見当）だから、安い上に旨いので大人気。日本ではこのウニ一箱に一万円の値がつくという。

刺身食べたさにつられて始めた私設生活協同組合の「アイオワ鮮魚店」も今年で十一年になる。海の幸の香りすらないアメリカ中西部大平原の真っ只中で、魚に飢えた住人たちに活きのよいサカナを供給するという前人未踏の大仕事を立ち上げたのだから、俗称「アイオワ鮮魚店主」としては、いつかこの世紀の大事業を〝プロジェクトX〟に紹介してもらいたいと密かに思っている。

クマさんの紹介

〝アイオワ鮮魚店〟を始めてかれこれ十一年、よくも今日まで続いたものだ。欲のからんだ商売はすたらないというが、まさにその通りだ。東西両海岸から一千キロ以上も内陸に入った中西部の街に暮らしていると、新鮮な海の幸を入手するのは不可能だ。不可能だと思うと、ますます、魚を食べたくなる。

アイオワシティに移って間もなく、西海岸のシアトルで四日間の休暇を過ごした。わずか四日間の滞在中に、晩飯四回、ランチが二回、合わせて六回の食事を一軒のスシ屋に通いつめた。四晩も続けてカウンターに坐って握りを注文すると、なぜかといぶからぬほうが不自然だ。

「お客さん、なんで毎晩来るの」

シアトル在住ニッポン人の間では知らぬ人なしというセレブのスシパーシェフ「クマさん」が尋ねてくれる。

「アイオワに住んでいると、刺身や寿司が食べられないからだよ」

ハナシに耳を傾け同情してくれたクマさんは、北西部五州のジャパニーズレストランに魚を卸している鮮魚卸業のT氏を紹介してくれた。

早速、T氏にアポイントを取って訪れ、魚が食べられないアイオワの窮情を訴えると、一回の出荷に最低五十ポンド（約二十五キロ）の注文があれば、発送すると約束してくれた。築地の魚河岸にあるような冷凍冷蔵庫の中まで案内してもらい、天井近く積み上げられた数百種もの海の幸を目にすると、「五十キロでも百キロでも、おっしゃる通り注文します。どうぞ送ってください」と声が上ずってしまう。

真夜中の珍事

アイオワに戻って、同胞二、三家族に声をかけて細々始めた鮮魚生活協同組合は、それから十一年経った今、一度に購入する魚の目方は五百キロを超えるようになった。長さ一メートルほどの鮮魚専用断熱ダンボール箱にぎっしり氷詰めになった魚が、一度に十箱も空輸で届くようになった。我が家は誰が名付けたか〝アイオワ鮮魚店〟と呼ばれ、お得意さまは今や七十軒。ニッポン人家族が三分の一で、残りの三分の二は、中国や韓国、それに両海岸から来たアメリカンの家族だ。三ヵ月に一回のサカナの日には三十軒もの家族から注文が集まる。

つい先日オーダーした総量四百五十キロの魚は、十一箱に詰められ、いつものノースウエスト航空深夜便でシアトルからミネアポリスまでは、ジャンボ機に乗って難なく運ばれてきた。ところがミネアポリスとアイオワシティ間を運行しているのは六十人乗りのプロペラ機だ。機体の後方にある貨物室に氷を詰めた四百五十キロもの魚箱を載せると、蚊トンボのようなプロペラ機は尾部が下がって離陸が難しい。実際、パイロットは機を滑走路まで移動はさせたが、いざ離陸というときに、テイルヘビー（尾部過重）の警報ランプが点灯したのでゲートまで引き返したという。結局、最終便の百人乗りジェット機に積み替えられたわが魚の荷は、午後十一時半にようやくアイオワシティの空港に着き、わが家に着いたのは午前一時前だった。

前の晩シアトルで夜行便に積み込まれてからすでに二十四時間を経過している。ニッポンの冬と寒さ変わらぬ早春のこととはいえ、魚は活きのよさが売りものだ。真夜中を過ぎてはいたが、注文した家族に電話をかけまくり、引き取りに来てもらった。中にはパジャマ姿で寝ぼけ眼をこすりながら車を運転してきた人もあった。荷さばきを完了したのは、午前二時過ぎだった。

真夜中過ぎに三十台近い車が集まり、怪しい人影が家の中に入ったと思うと重たげなビニール袋を持って出てくる様を見て、町内の人たちはさぞや驚いたことだろう。なにやらいかがわしいビジネスをしていると思ったかも知れない。パトカーを呼ばれなかったのは、もっけの幸いだった。

担当者は変われども

シアトルの鮮魚卸屋は、この十一年の間に、今や気やすく魚屋と呼んではおそれ多いほどの大会社に発展した。なにしろ、ワシントン、オレゴン、アイダホ、モンタナなど五州の日本料理店や寿司屋に納める活魚を一手に引き受けている魚屋である。

昨今、東方の日出る国の不況を尻目に史上最高の景気を謳歌しているアメリカでは、ジャパニーズレストランの発展ぶりは目を見張るものがある。何倍にも広がったマーケットに対処するため、社屋を空港近くに新築し、空の便で荷受発送する鮮魚の仕分け時間を短縮している。活け魚の鮮度は時間が勝負だ。大口注文しか受けないはずの卸専門の魚屋なのに、面倒な仕分け作業を永年続けてくれて感謝している。十一年前に初めて出会ったT氏は何年か前にニッポンに帰国したが、〝アイオワ鮮魚店〟のビジネスは後進に引き継いでくれたので、専門の係りは、今までに四、五回代替わりした。この人たちには一面識もなく、注文のたび電話で数回話すだけ。それでも係りを交代するたびに次の人にしっかり申し送りをして、代が替わっても注文通りサカナを届けてくれるから有り難い。これもTさんの息子を手術で救ったご利益が効いているからだろう。

アイオワで旬のさかな

今が旬の旨い魚は、近海ものの金目鯛、平目、鰆《さわら》である、獲れて間もない証拠に、内臓も抜かれぬまま丸ごと氷詰めで送ってくる。鰓《えら》や目玉を見て活きのよさを判定する方法は、板前のトモさんに教えてもらった。以来、着いた魚を念入りに吟味してみるが、魚屋の言に偽りのあったためしはない。卸屋直送だから、取引の魚は一尾単位、冷凍ものはケース単位で送ってくる。たとえば、生ウニは一疊《じょう》、ブラックタイガーというブランドの冷凍エビやホタルイカは八ポンド（三・六キロ）入りのケースが最小単位である。新潟から直送してくる型の大きい寒ブリは半身。こいつを刺身にすると舌の上でとろける。ホタテの貝柱も一袋四ポンド（一・八キロ）が最小単位だ。あさりやはまぐり、それにムール貝は届いた時点でみんな生きている。ホッケやアジの開き、シメさば、こはだ、メンタイコは日本からの空輸もの。イクラはシアトルの魚屋が作った自家製である。年中活きのよい鮭は、海に網を入れて獲る。一尾から厚目の切り身が三十枚近く取れる六、七キロのものが、五十ドルで手に入るのだからこたえられない。生鮭を一枚ずつの切身で冷凍にしておいて、料理する前に解凍し甘塩をふって塩焼きにするのが一番旨い。玉ねぎと一緒にソテーにし、マヨネーズ醤油で食べてもいける。

魚料理アメリカ事情

金目鯛や平目は、なんといっても薄造りだ。三枚におろし、皮を引いて中骨を抜き、厚さ二ミリ前後に斜めに削ぐように造る。これにはまず刺身包丁を砥石で砥ぐことから始める。なまくら包丁では薄造りならぬスリ身を造ることになる。季節の花などを添え、中皿にてっさ風に盛りつけた薄切りを、もみじおろしのポン酢で食べる。庭の片隅に植えているネギを摘んで薄く輪切りにしたのをアサツキの代わりに使ってもなかなかの風味が出る。切身を取った残骸は出刃包丁でブツ切りにし、アラ煮きにする。鮭の切身を取った残りの頭や尻尾もブツ切りにして荒塩をまぶし、酒の粕を使って粕汁にするか、石狩鍋にする。

アサリは砂を吐かした後、澄まし汁にするのが一番だ。澄ましには木の芽の香りが要る。アメリカには山椒の木などおいそれと生えてはいない。あるとき苗木は御法度の品と知りながら、ニッポンから決死の覚悟でスーツケースの底にしのばせ、ご持参下さった御仁のおかげで、裏庭にしっかと根を落ろした山椒の木が木の芽をふくようになった。秋口に摘んだ木の芽の葉を乾燥させてビンの中に保存しておくと、冬になって澄まし汁の中に戻すだけで緑の色と独特の香りが再生する。海から千五百キロ離れた中西部の家で、アサリのおつゆに木の芽の葉を浮かべて食卓に乗せているのは、わが家だけかもと思うと、それだけで旨さは百倍に増す。

ムール貝は、一人当たり十個ずつ見当で鍋に入れ、タマネギのスライス、ニンニク、コショウ、塩、バターをたっぷり加え、アルミホイルの中ぶたで加熱する。貝がほどほどに開いてオレンジ色の身が見えるころ、白ワインをさっとかけ一分ほど蒸す。アルデンテに茹でたパスタをペペロンチーノに仕立て、その上にムール貝を載せパルメジャンチーズを振って食べると美味である。

アイオワ名物〝ウニクラ丼〟

しかし、なんといっても一番人気はウニとイクラだ。カリフォルニアの沖で獲れるウニは、大人の親指ほどの大きさをしているのが一疊三十ドル前後。炊きたてのカリフォルニア米銀メシの上に、オレンジ色をしたウニとイクラを交互に載せて、たんざくに切った焼きのりを添え、ワサビ醤油で食べると、熱カンが何本あっても足りない。大阪から病理の研究に来ているYドクター夫妻によって、「アイオワ名物ウニクラ丼」と名付けられたこのメニューは、口コミでどんどん広まり、今では毎回ウニとイクラをコンビでオーダーする家庭は、二十軒にものぼるようになった。

シアトルの魚屋は、プロがした荷造りだから、夏場でも四十八時間は鮮度は絶対に落ちないと保証してくれる。魚の活きのよさを売りものに、ノレンを守ってきた〝アイオワ鮮魚店〟だ。航究会社は職員がストを打つこともあるし、たまには貨物がとんでもないところに誤送されて未着ということもあったが、大事に至ったことは一度もなくてよかった。

イカナゴに思いを馳せて

三百五十種類もの各種海の幸をシアトルから仕入れている〝アイオワ鮮魚店〟でも、手に入らない品はいくつかある。ナマコ、このわた、イカナゴ、それに意外と思われるだろうが、イワシもめったに入らない。活の鯛や鰆はもちろん、サンマやホッケでも手に入るのに、なぜにイワシが来ないのだろうと思う。読んで字のごとく鰯は痛みやすいからかも知れぬ。だからニッポンに行くたび、居酒屋に行ってまっ先にオーダーするのがイワシの塩焼き、ナマコ、コノワタだ。今の時期、明石より西の瀬戸内で獲れるイカナゴが旬なのだろうなあと想いを馳せる。

あるときニッポンからわが家を訪れた御仁に、「これは大変お粗末ですが、アイオワのコーンフィールドで今朝獲れたピチピチの金目鯛です」という口上とともに刺身を出してみた。「え、アイオワでも金目鯛が獲れるのですか！」と言った客人のマジな顔、忘れはしない。こうした楽しみの余禄があるから、ますます魚屋はやめられない。

［2000・4］

14 ステーキディナー一、八〇〇円也

アメリカンレストランへ

数年前、アイオワシティは、住民の外食する回数が全米で一番多い街という栄誉に輝いた。夫婦ともに大学に勤めている人間が多いせいか、市内の外食産業は大いににぎわっている。

各国料理の中でも、最もポピュラーなのがアメリカ料理。街で中位にランクされているレストランにぶらりと入ってテーブルに案内してもらう。アイオワシティでレストランに予約が要るのは金曜の夜だけ。そのほかの日にはブラリと入ってテーブルが取れないことはめったにない。あるとすれば、卒業式とバスケットボールやフットボールの試合があった夜だけだ。多くのカジュアルレストランでは、アルコールサービスの許可を取っていないから、酒はメニューにない。でも、ボトルの持ち込みはできるので、ビールでもワインでも持参すると、栓抜きとグラスは店が出してくれる。栓抜きとグラスの使用料を取るところもある。

赤白格子縞のテーブルクロス

レストランで、赤と白の帯が交叉するチェック模様のテーブルクロスを使うようになったのはいつごろのことなのだろう。一九五〇年代のハリウッド映画に出てくる街のレストランシーンには、まぎれもなくこの赤白チェックのテーブルクロスが出ていたから、多分それより前からのことだろう。

ディナーの前に質問地獄

テーブルに着くと、水のグラスを運んできたウエイトレスが、

「お飲み物は何になさいます」

「水でいいよ」

「そうですか。では、何を召し上がります?」

「今日はステーキを食べようかと思ってるんだけど」

というと、すかさず、

「フィレミニオン、サーロイン、テンダーロイン、Tボーン、ニューヨークカットとありますが、どれになさいます」

「フィレミニオンがいいな」

「八オンス（二四〇g）のプティットと一二オンス（三六〇g）のレギュラー、それに一六オンス（四八〇g）のラージの三種類がございますが……」

「ボクは一二オンスのレギュラーにしよう」

「焼き加減はレア、メディアムレア、ウエルダンのどれになさいます?」

「メディアムレアで、少しレア加減に」

「お添えものはワイルドライスとポテトのどちらを?」

「ポテトにしよう」

「ポテトでしたら、フレンチフライ、ハッシュドポテト（セン切りにして鉄板の上に押しつぶして焼いたもの）、ベークドポテト（オーブンでヤキいもにしたジャガイモ）、レッドスキン（ふかした皮つきのジャガイモ）のうちどれをお好みで?」

「ベークドポテトを」

「バターとサワークリームはどちらを?」

「両方をオンザサイドで」

オンザサイドというのは、割れ目をつけたジャガイモの上に、バターやサワークリームを直接乗せず、別々に小皿に乗せて客が好みの量をその都度つけて食べられるように配慮したサービスの仕方をいう。

「あーくたびれた。質問攻めにするのも、もうエエ加減にせんかい」

と思っていると、

「ディナーにはサラダがついてきますが、ドレッシングは何がお好みで？　今夜は、フレンチ、イタリアン、ロシアン、ランチ、ブルーチーズ、ラズベリー、それにオイルアンドビネガーとありますが……」

「もう、フレンチでいいよ」

「ダイエット（オイル抜き）とレギュラーのどちらを？」

「レギュラー、レギュラー」

「承知しました。パンはどうなさいます。フレンチとサワードウ（北欧原産の少し酸っぱいパン。アイオワの大多数の住民はこのすっぱいパンが好物である）がありますが……」

「フレンチでもハレンチでもいいよ」

「？」

「いや何でもない。フレンチにしといて」

「さて、食事中のお飲みものは？　コーヒー、紅茶、ミルク、コーラ、オレンジジュース、トマトジュース、レモンスカッシュ、または単なるお水のいずれをお持ちいたしましょう？」

「コーヒーにしてちょうだい」

「コーヒーはアメリカン、エスプレッソ、カプチーノとございますが？」

「アメリカン」

「レギュラーとデキャフェの（カフェイン抜き）いずれを？」

「レギュラーを」

「ミルクとクリームはどちらがお好みで?」

「ナッシング!」

「分かりました。ブラックですね。今すぐお持ちしましょうか、それともメインディッシュのあとで?」

「あとでいいよ」

「かしこまりました。ではどうぞディナーをエンジョイなさってください」


たかがメシ屋で晩めしを食べるだけで、一人につきこれだけの会話だ。テーブルに十人いれば、この会話を延々十回も繰り返すのだから、ウエイトレスもラクではない。

「質問を何百回と繰り返すのにヒマがかかりすぎて、黄昏どきに店に入った客のディナーが出てくるのが、夜中過ぎということもあるんだぜ」

アメリカンは真顔で脅す。そんなホラ話も、あながち大ボラでないような気がする。

食べたいものの選択を、徹底的に客の裁量に任せてくれるのは有り難いが、こうまで矢つぎ早に問いまくられて、すいすいと即答できるのは、生粋のアメリカンでもザラにはいない。

ニッポン方式のすすめ

ニッポンから観光旅行でアメリカに来ると、レストランでメシの度に、さあ何を食うかと、まるで検事に訊問されているような問答が我慢ができない。それと比べると、台湾、香港、中国、韓国では、黙っていても料理を次々と出してくれる。そのほうが気楽だから、アメリカをやめてアジアに行き先を変えるという人が増えて当然という気がする。

事実、今、ハワイでは、ニッポンからの観光客がガタ減りして、ホテルやレストラン、それにブランド物を売る店などには、深刻な問題になっている。

アメリカで税金を納めている人間として、この事実を黙って見過ごすわけにはいかぬ。アメリカでも、ニッポン人訪問者のために、客が黙っていても料理が出るというスタイルのレストランをオープンすればことは解決する。折をみて合衆国政府観光局に進言しようかと本気で考えているところだ。

毎度のディナーを大切に

さてディナーの値段はというと、一二オンス（三六〇g）の最高級フィレミニオンを、本格的に炭火で焼いたのに、お添えものの温野菜、サラダ、パン、コーヒーがついて、一人前が一四～一五ドル見当だ。サラダは子どもの頭ほどのレタスにトマトやセロリが山盛り、パンとコーヒーはお代わり自由。コーヒーなどカップが少し減ったとみると、注ぎ足しに飛んでくる。こんなサービスもチップあればこそ。一五ドルの二〇%、三ドルを置いても日本円に直すとたかが三六〇円。それでディナーが楽しく食べられるなら安いものだ。

ニッポンのレストランでも、ウエイトレスにおかしなニッポン語のマニュアル言葉を覚えさせるより、チップ制を導入したらどうだろう。みんな笑顔とウイットの効いた会話を、一所懸命マスターすると思うのだがな。

人の一生には、晩飯を食べるチャンスは、一体何度あるのか？　ある日ふと思い立って計算してみる。人生の二十五歳から七十歳までの四十五年間を、出されたものをしっかりと噛みしめて味わい、他人様の世話にならずに自前でメシが食える期間だとすると、三六五日×四五年では一六、四二五回である。

果たして一万六千回の晩メシの機会を、尊厳を持って全うしているか検証してみよう。面倒だから今夜はピザの出前で済ますだの、インスタントものに湯を注いだヤツでしのぐだのと、不遜にも、一生の限られた機会を無駄にしてはいまいか。

一家で食卓についても、それぞれがテレビや新聞を見ながら黙々と、ただ食べ物をノドの奥に送り込む作業のみに終わってはいないか。この小文を読んだら、是非一度、あなたの晩飯を検証してもらいたい。

人の一生を、苦難八割、幸せ二割に神は配分したという。晩飯も、せめて五回に一回は楽しい語らいのディナーにしたいものだ。

まわりのテーブルのアメリカンたちを眺めてみると、その猛烈な食欲もさることながら、よくしゃべるのに感心する。話題はというと「ヒーセッド、シーセッド」。もっぱら人様のゴシップばかり。人の不幸と悪口をしゃべってハッピーになれるのなら、ま、それもよかろう。あなた、どう思います?

［1999・5］

15 大草原の強烈な嵐

午後から入院患者の回診を済ませたあと、レジデントや学生たち六、七人を小講堂に集めて講義を始めた。三十分ほど経って、講義が佳境に入りかけたころ、誰かがドアを激しくノックする。

「西の方から嵐が迫ってきています。皆さん建物の中央部へ移ってください。この部屋は窓ガラスがあるので、危険ですからロックアウトします」

秘書のローリーが鍵束をじゃらつかせながら早口にまくしたてる。それから三十秒と待たぬうちに、天井の灯りが消え、自家発電に切り替わった。防音のよくきいた講堂の中でスライドを映していたので気がつかなかったが、ふと外を見ると、午後二時過ぎなのに、夜と全く同じように真っ暗だ。耳をつんざく風切音が吠え立て、滝のごとき雨が真横に向かって降っているではないか。つい二時間前、青空の下で過ごしたランチが嘘のようだ。

アイオワ大学病院の各科には、こうした緊急時のために、それぞれの係りと、その責任や権限を決めたマニュアルが、用意されている。講堂をロックアウトに来たローリーは、危機管理セミナーを受講しテストに合格した危機管理員の資格を持っている。彼女の任務は、全員の避難を確認したあと、各教室をロックすることだ。危機に際しては彼女には責任と同時に、たとえ院長であろうとも部屋から追い出す権限が与えられている。

指定された廊下にたむろしていると、次々にオフィスから追い立てられた教授やセクレタリーたちが集まってきた。薄暗い誘導灯の側に集まり、カーペットの上に腰を下ろして、落ちつかないスタッフを尻目に、ローリーは各ドクターのオフィスのドアをチェックして回る。こんな訓練をいつ受けたのかと思うほど、テキパキしていて無駄がなく頼もしかった。それよりもっと印象的だったのは、三十人もの教授、助教授や秘書たちが一秘書にすぎぬローリーの指揮に従い、誰一人勝手な動きをしないことだった。

「ローリー、こんな訓練をどこでいつ受けたの」

「この前の防災訓練のあったときですわ」

火災や今度の大嵐を想定した避難訓練は、年に二回ほど定期的に実施されているのは知っていたが、多忙にかこつけ、参加したことは一度もない。ローリーの対処の仕方を目の当たりにすると、日ごろの防災訓練の必要性を痛感させられた。

猛威をふるう嵐

今度の嵐は、これまでの生涯で一度も遭遇したことのない天変地異だった。風速は時速一五〇マイル（時速二四〇キロ、風速六〇メートル）を越えたという。三十分前までの晴天がにわかにかき曇ってこの嵐である。晴天のへきれきとはこのあたりから出た言葉ではないのか。午後三時なのに外は夜の闇よりも暗い。風は怒濤が押し寄せる音に似ている。滝のごとき水が烈風にあおられ、真横に吹く。暗いホールの片隅で、誰かが持っていたラジオが、竜巻警報を繰り返している。

「まさか、オフィスの厚さ二センチ、二・五メートル四方の強化ガラスが風ごときにぶち破られることはないでしょう」

「とんでもない。竜巻の恐ろしさを御存知ないからです。どんな強化ガラスでも粉々に砕けてしまいます。すると、ガラスの破片はピストルの弾の速さで、風下にいる人の身体を切り裂いてしまうのです。だから、皆さんにオフィスから退去してもらったのです。ドアをロックした理由は、仮に窓ガラスが破られても、頑丈な樫とスチールのドアで風圧をくい止め、建物の中に高圧がかからないようにするためなのです。窓が一箇所でも破れて、この風が建物の中に入ってくると、窓という窓は内側から破壊されてしまいます。あとは想像できるでしょう。風の意のままに、オフィス中のものは空中に舞って消失するというシナリオです」

嵐は三時間ほど荒れ狂ったのち、平原の東に去って行った。二時間後には再び静寂が訪れ、青空さえも見られたのだ。まるで白昼夢にうなされた気分だった。

文明の利器と離れて

市内の道路はなぎ倒された大木で寸断され、そこここで通行止めになっている。家が一軒も倒れなかったのは、もっけの幸いだった。折れたり倒れたりした電柱は数知れず、電線はずたずたに切れ停電は四十八時間も続いた。幸い嵐が持ってきたカナダからの冷たい空気のおかげで、エアコンが要らない涼しい日が続いてよかった。これが三〇℃を超える真夏日だったらさぞ辛かったろう。地下室にある六百リットル入りの冷凍庫は、凍結したマグロや鮭などが低温を保つのにひと働きしてくれたおかげで、何も傷まず助かった。テレビもビデオカセットプレーヤーも電灯もなしで過ごした二晩は、こよなく静かだった。

幸い水道もガスも止まらなかったので、台所の洗い物やシャワーには困らなかった。あるとき突然文明の利器からつき離されると、その有難味がよく分かる。われわれの暮らしは、二十世紀後半の石油文明になってから、夜昼区別なしのライフスタイルになった。夕暮れとともに眠り、夜明けとともに目を覚ますという太古から営まれてきた人の暮らしも、たまに経験すると新鮮な味がある。

秘書は大農場の地主

秘書のリンダの家は、アイオワシティから三〇マイル（四八キロ）東にあって、七百エーカー（二八〇万平米）の農場を亭主のダグが一人で経営している。とうもろこしの種まきから収穫まで機械化されているのでダグ一人でもやっていけるのだが、不運にもこの嵐の通路に当たってしまった。

「今は牛や豚の飼育も全部機械で動いているのですよ。畜舎の空調、水や飼料の配合や配分、それに畜舎の床の清掃など、すべてがコンピュータに記憶させたオートメーションで動くのです。こんどの嵐では停電が二十四時間も続いて、大変な目に遭いました。冷房が止まって温度が上がった畜舎の窓を、手動で開くのに苦労しました。うちは地下水をモーターで汲み上げて水道に使っているのですが、停電になると断水して、調理もできず、シャワーも浴びることはできません。牛や豚に飲ませる水を川からトラックで運んできたりしたので、それは大変でした」

「ふーん、災難だったね。牛や豚がオートメーションで飼われているとは知らなかったよ。昔さながら牛の餌は、ツナギを着たおじさんが枯れ草の束をフォークの化けもののような道具で突き刺したり、木の桶やバケツでとうもろこしを畜舎に運んだりして用意するものと思い込んでいた。それに、水は木箱の水槽と信じていたね。これはハリウッド映画の見すぎだね」

「そんなクラシックな方法ですと、人手が何十人あっても、農場を経営してはいけませんわ。餌はベルトコンベヤーでサイロから畜舎の餌箱に直接送り込むようになっています。水はそれぞれの牛や豚に適した量を与えるよう、自動調節されているのです。餌や水が多すぎると病気のもとになりますから。糞や尿は流水で洗い流す装置が働いているのです。だから、わたしのハズバンド一人でなんとかやっていけるのです」

「なるほど」

リンダの農場が七十万坪と言われてもピンとこない。一万坪は一八〇×一八〇メートル四方であると言えば、多少は想像つくであろう。ニッポンでは北海道でもこれほどの農地の持ち主は少ないのではないか。一・五×一・五キロ四方である。わたしの秘書がこの広大な土地の地主とは知らなかった。これでは別の意味で多少は尊敬せねばなるまいと思って、

「これほどの大地主とは存じませず、これは失礼をいたしました、リンダ様」

「とんでもありませんわ。うちは、近所で一番小さいほうなのですよ」

という返事が返ってきた。

「病院のオフィスまで、朝夕往復百キロをドライブ通勤し、家に帰ったら、また食料品の買いものに何十キロもドライブ。うんざりしないのかね」

「車は足と同じです。毎月最低四千キロは走っています」

ともあれ、平原の真っ只中の『大草原の小さな家』を思わせる一軒家が、風速六十メートルに耐え、持ちこたえたのはめでたいことだった。

［1998・8］

16 木村屋かき氷店

今年の夏は去年に引き続き、比較的過ごしやすかった。八月中旬に、過ごしやすかったと過去形で言うのは早すぎるのではないかといぶかるのは、海に囲まれたニッポンでの感覚。当地では八月六日の立秋を過ぎると秋である。九月三十日に雪が降ってびっくりしたこともあった。過去を振り返ると、降雪のない月はひとつもないという土地なのだ。七月、八月に大雪が積もった記録も残っている。

九月の第一日曜と決まっている労働の日（Laborday）は夏の終わりである。この日を過ぎてゴルフコースに出てみると、あまりに人の気配が薄いので、何かの間違いかと思うほどだ。

猛暑の夏の間は、バックヤードに増築したスクリーンポーチで、自家用の氷屋を開店する。コウベ元町の裏通りの店で買った古典的な手動氷かき器をテーブルの上に据え、地下室の冷凍庫で造った氷をかく。容れものは花の形をした浅いガラスの器。ミツは赤いイチゴ、黄色いレモン、無色透明のミゾレ、それにコンデンスミルクだ。イチゴとミゾレは市内の東洋マーケットで買えるが、コンデンスミルクは明治か森永のものに限る。一度緑色の鮮やかな宇治シグレを作ってみたいと思っているが、ミツが入手できない。金時を作るアンコはカン詰めの粒あんでこと足りる。

氷屋に欠かせないのは、千鳥と白波を背景に、赤の歌舞伎文字で氷と書き抜いた旗、それに風鈴だ。旗は、コウベのトーキューハンズで買った。風鈴は、北は北海道、南は鹿児島から送ってもらったのを日替りでとっかえひっかえ、違った音色を楽しんでいる。

アイオワの蛍

スクリーンポーチというのは、地表から一メートルほどの高さに檜《ひのき》の床を張り、四角の柱の間に床から天井まで虫除けの網を張りつめて巨大な蝿帳と化した三十平米ほどの空間のことだ。一方に網戸のドアがついていて、出入りするようになっている。天井には、回転速度を自在に加減できる扇風機を造りつけた。母屋の壁に面した側には長テーブルを置いて、その下に飲物用の冷蔵庫、ビールやコーラの箱が隠されている。飲物のサービスにも落ち度なしという仕掛けである。南北の隣家との境を高さ二十メートルの大木で遮断されたバックヤードも、西側は青空に向かって開いているので、夕陽が沈むころになると、スクリーンポーチに西日がもろに当って目が痛い。

しかし、そこはニッポン人ゆえ、日本の知恵。藍染めののれん三枚をスクリーンの内側に掛けて陽を遮っている。ポーチの中に持ち込んだ夏用のテーブルで食事をすると、まるで巨大な虫かごの中に閉じ込められた感じがしないでもないが、居心地はすこぶる快適だ。木々の葉の隙間を通して入ってくる風に当たりながらあれこれ想いを巡らすと、時を忘れる。

あたりが暗くなると、無数の蛍が飛び交う。以前と比べると数が減ってきたので、今話題の環境ホルモン公害がアイオワにまで及んできたかと心配した。ところが、ある夜郊外のハイウエーを走ってびっくり。アイオワの夜空を埋め尽くす、星と見まごうばかりの蛍の大群に遭遇した。車のフロントガラスに当たった蛍の死骸で、視野が曇るほどだった。環境ホルモンの悪影響は杞憂と判明した。それにしても水辺から離れたところになぜ無数の蛍がいるのだろう。地元の人間に尋ねると、蛍とはそういうものだと言うが、真偽のほどは分からない。

［１９９８・９］

17 感謝祭には七面鳥の丸焼き

サンクスギビングにはターキーディナー

十一月の最終木曜日と決まっているサンクスギビングデイの翌日の金曜日は、別の休日の振り替えで全米の企業や大学は休み。続く土日を入れると四連休である。四日間もの休みにアイオワシティにとどまっているのは、手術当番の貧乏くじをひいた外科教授某ぐらいである。教授も学生も水曜の夜には全員アイオワシティを脱出して街はもぬけの殻。この日は、アメリカ中の誰もかれもが実家に戻って、両親の料理したターキーディナーを楽しむのだ。どうせ家にいるのならと、数年ぶりに七面鳥を丸焼きにしてサンクスギビングをターキーディナーで祝うことにした。

サンクスギビングの由来を調べてみると、圧政の英国を逃れてアメリカに夢を託しメイフラワー号に乗ってやって来た人たちによって始められたという。人々がマサチューセッツ州ボストンの南にあるプリマス海岸に着いた一六二〇年の十二月は、とりわけ寒さが厳しく何人もが亡くなった。実物大に復元され今もプリマス港に舫《もや》ってあるメイフラワー号を訪れてみると、よくもこんな小舟で大西洋を渡りきったものだとあきれるほど粗末だ。

厳冬の最中に、上陸した人たちが生存できたのは、そこらにゴロゴロいた七面鳥のおかげだという。地面をひょこひょこ歩いている七面鳥なら、当時の原始的捕獲技術でもたやすく捕まえることができたのだろう。これに因んで、以来北米ではサンクスギビングにターキーの丸焼きを食べるのが習わしになったのだそうだ。

ディナーのメニューは、もちろんターキーの丸焼きがメインだが、添えものとして臓物の詰め物、とうもろこし、グレービーソースをかけたマッシュドポテト、まっ赤な染料の毒毒しい色をした甜菜《てんさい》などを一皿に盛りつけ、これまた赤いクラムベリーソースを添える。ほかに、サラダやスープを出すのはそれぞれの家の好みである。中西部ではターキーの代わりにローストハムを料理する家も多い。ひと月間をおいたクリスマスとサンクスギビングに、ターキーとハムを交互に料理する家もある。正月のおせち料理に各家の流儀があるようなものである。

何しろこの日一日で、二千万羽以上のターキーが人間の胃袋に収まるのだから、スーパーマーケットや八百屋では数ヵ月も前から大量のターキーを仕入れて冷凍庫に眠らせている。わが家では一羽二十二ポンド（約十キロ）のでかいヤツを買ってきて、三日前から解凍を始めた。摂氏四度の冷蔵庫に入れておいたのでは三日たっても中まで解凍しないので、日中は室温に置くが、長く経つと表面だけが痛んでくる。冷蔵庫に出し入れすること日に数回、ようやく軟らかくなったところで水洗いする。

十キロというと、大人が両手でようやく持ち上げられるほどの重さだ。表面に塩、こしょう、バターをたっぷり塗りつけるだけでも大変な手間だ。羽と脚を木綿の紐でしっかり結えつけ、料理中に開かないようにしておく。用意ができたらセロリやパセリなど香の強い野菜と一緒に特製のビニール袋に入れ、前もって加熱しておいたオーブンに入れる。

アメリカでは、年に数百万羽を扱うターキー専門の業者が、インターネットで丸焼きのでき上がる時間を知らせるサービスをしている。ターキーの重さ、オーブンの温度、それにロースト開始の時間をインプットすると、何時に焼き上がるかが一瞬にして分かる仕組みである。二十二ポンドのターキーだとロースト完了まで五時間三十分、午前十時に始めたので三時半が焼き上がり予定の時間と表示が出た。

生まれて初めてのターキー

今年は、日本からアイオワに来て以来、まだターキーを食べたことがないという人たちばかり四組を招いてのにぎやかなディナーとなった。いつもの年なら零下五〜一〇度になるのに、今年はプラス七度。少々汗ばむが、それでも習わしに従って暖炉に火を入れる。

ターキーの表面がこんがり狐色に変わるころになると、家中に食欲をそそるにおいが立ち込める。三々五々訪れた人たちは、キッチンのオーブンの中で焼き上がりつつあるターキーの大きさを見てびっくり。十キロもの鳥など、誰も見たことがないという。ターキーはあまりに体が重くて、羽はあっても空を飛べない鳥だから、三百八十年前に初めて英国からたどり着いた人でも簡単につかまえて、それを食べて生き延びることができた。「そのおかげで、今のアメリカがあるんやで」と、辞典で仕入れたばかりのうんちくを傾けると、「センセは、モノ知りですね」と、一段と株が上がる。

ワイングラスを手にキッチンでの立ち話もまた楽しい。今日の客は二年もするとみんなニッポンへ帰る人ばかり。それでも今はアメリカに住んでいるのだから、メイフラワー号でやって来てこの偉大な国の礎を築いた先祖を偲んでサンクスギビングを祝う資格はある。

豊かな現代を憂う

宴《うたげ》はつかの間に過ぎ、みんなが帰ったあと、おき火を残した暖炉の前でグラス片手に過ぎたる半世紀を偲んでみる。あと少しで二十世紀が終わるのが信じられない。五十年前のニッポンでは、暖房もない家に住み、粗末な衣類を身にまとい、わずかな穀物と野菜を口にしながら飢えをしのいだ。それでも本だけは、今の子供たちの何倍も読んだのがわたしの少年時代だった。戦後の三種の神器と言われた電化製品はまだ存在せず、まさに蛍の灯し火、窓の雪だった。それからの半世紀、われわれがひたすら求めたものは何であったかとつきつめてみると、「不便の回避」に集約する。調理、掃除、洗濯など日常生活の手間を省くため家電製品が人の手に取って代わった。手回しの電話器は今やインターネットや携帯電話、煙を吐く汽車や汽船はジェット機に代わり、費やす時間は何百倍も短縮した。

昔、英語の単語を暗記する端から辞書の頁をちぎって飲み込むのが学生の間で流行ったが、今はそんな苦労をしなくても、文章ごと和英に変換する機械が開発されている。未来の歴史学者は、今の時代を、「人の暮らしから不便を取り上げてしまった時代」と定義するだろう。

少年雑誌で読んだ未来空想科学小説に、あらゆる労働がロボットに取って代わられる物語があった。これが実現したら、人は一体何をして過ごすのだろうとふと想ったものである。

メイフラワー号がアメリカ東海岸に着いたあと、男は木を切り、丸太を組んで家を建て、畑を耕し、野に獣を追って家族を守った。女はたき木を拾い、火を起こして食べものを料理し、洗濯、掃除をしてみんなを養った。四季折々に祭ごとがあって、人々は喜び感動した。辛さや苦しさを耐え忍び、正しく生きて、努力した者が報われるという教えを全員が了解していた。一生何もしないでも生きていける人間は、ほんのひと握りにすぎなかった。「なまけていると生きていけないぞ」という言葉に鞭打たれ、みんな勤勉に励んだのだ。あげく、世の中から不便さがどんどん消えてしまい、今、何を目標にし、どうして生きていいのか分からぬという人間が増えている。

科学や技術が究極とした〝何もしないでいられる生活〞が実現したとたん、人生はつまらなくなり始めた。文明の暮らしが五感を不要にしてしまったから、人は感動がなくなり感性を失った。あなた、どうお考えになりますか。

［2001・1］

18 バリーマニロウショー

ある春の宵、〝バリーマニロウショー〟のチケットが手に入ったので、六十キロ離れた隣り町のシーダーラピッズまで観に出かけた。六十キロというのは神戸から大津の先ほどの距離だが、このあたりでは三十分で行き着いてしまう、まさに目と鼻の先だ。

ショーは、いつも八時に幕が上がる。年に数回は足を運ぶ『レッドロブスター』というシーフード専門のレストランに寄ると、平日の六時というのにロビーはテーブル待ちの人で一杯だ。口口に話す言葉の端々から、八割方は〝バリーマニロウ〟を聴きに行く御仁と見た。老若取り混ぜて二人連れが多いところから察するに、

「今日はショーだから、うちで晩御飯の仕度はしないわ。『レッドロブスター』で、エビ料理とシャドネーのディナーの後にショータイムというのがいいわ」

というカミさんの願いが通じてやって来たのだろう。踊り出さんばかりの浮き浮きカップルばかりだ。三十半ば過ぎた夫婦連れが、レストランのロビーで人目も憚《はば》からず、チュクンチュクンと接吻をしているのは悪くない眺めだ。こうしたショットに出合うと、想いはニッポンへ飛ぶ。

三十代後半、あるいは四十の坂を越えた夫婦が、たとえば阪急三ノ宮駅東口で午後六時ごろ、人

目も憚らず、抱き合って接吻などしたら、世間の反応はいかがなものであろう。他人の目をおもんばかる前に、夫にも妻にもそうした衝動を来すほどの情熱が残っているだろうか？

そんなことを想っているうちに、順番が来てテーブルに着いた。オーダーを聞きに来たウエイトレスも、ショーに浮かれた客のムードに染まってか、立居振舞いがキビキビしている。一杯のシャドネーにほほを染めて席を立つと、丁度頃合いもよし。会場に吸い込まれて指定の座席に着いた途端、バンドの大音響とともに開幕となった。

ドライアイスの霧の中から現れたバリーマニロウは、長身の好男子である。一曲目のアタマから、すでに八千人ほどの場内は全員総立ち、割れんばかりの大喚声だ。ちょっと待てよ、ロックコンサートでもあるまいに、見渡したところ、中年や熟年が大半を占める観客が、まるで発情したサルのようなシビれ様ではないか。何事ぞといぶかるのも束の間、弾き、唄い、踊る、息をもつかせぬダイナミックなステージに魅せられて、自然に立ち上がり、足を踏み鳴らし、我を忘れた二時間半だった。

両手を頭上にかざして打ち鳴らしながら、全身でリズムに合わせて動くのが、このあたりの観客スタイルだ。いつぞや神戸で〝ペリーコモショー〟を観たとき、司会者が

「興に乗ったら、皆さん、どうぞお立ちください。これはスタンディングオベイションといって、欧米では最高の賛辞に代わるものとして、パフォーマーに嬉んでいただけると思います」

と遠慮がちに促したにもかかわらず、観客は最後まで一人も立つ者はなく、まるで石の地蔵さんだった。

それと比べると、この有様は一体なんだ。まるで野性の豚が狼に追われるようなキーキー声を張り上げ、足を踏み鳴らし、ステージからは、肝心のバリーの声も途切れ途切れにしか聴こえてこない。休憩の後、場面は変わり、しんみりしたバラードの弾き語りになると、場内は水を打ったような静粛に代わる。

「夢を持ったら、直ちにつかまえる行動に移りましょう。何もしないでいると、夢は逃げて行ってしまって、二度と戻っては来ません」

少年のころ抱いた夢を追い続けて、世界のバリーマニロウとなった過去を語るくだりになると、場内から溜息が湧き上がる。今のは夢を追うのを諦めた御仁の溜息か、などと思っているうちにショーはフィナーレとなり、再び訪れた狂乱の嵐が収まると幕となった。

アメリカンは夢が好きだ。〝アメリカンドリーム〟という言葉は、この国で、功成り遂げることを指す。普通の人にとっては、マイホームを建て、キャデラックに乗り、お金を貯めて四十過ぎに引退し、あとは好きなことをして、オモシロおかしく暮らすのが、具体的なアメリカンドリームである。アメリカンドリームを達成できなかった人は（できる見込みのない者も含めて）時折、こうしたショーを観に来て、他人様の夢をおすそ分けしてもらい、夢を実現した夢を見るのだ。

［1994・5］

19 アメリカの小学校

三学年メルニック組

小児外科の学会に出席するため、久方振りにニューヨークを訪れた。予定の空いた中一日を、小学校教師で旧友のスーザンの招きを受けて、彼女の担当する小学校三学年のクラスルームを見学して過ごした。

この小学校はニューヨーク郊外にある人口二万五千人ほどの中流クラスベッドタウンに三つある小学校の一つだ。一学年が三クラス、一年から六年まで全部合わせて十八クラスの校舎は、かえでの大木に囲まれたコンクリート造りの二階建だった。

始業時間は午前八時。週に一度は七時二〇分から一人十分間ずつ、三人の父兄と面接の時間を持つので、その日スーザンは朝六時に起きて、七時一〇分までには教室に入る。

持ち時間を一人十分に限り、しかも始業前の父兄面接というのは、なかなかユニークだ。一クラスの生徒数が二十五人だから、毎週三人ずつ面接していくと、父兄には八週毎に次の面接が回ってくる。それ以外にも、問題のある子どもの父兄面接日は別に設けてあり、必要に応じて毎日でも父兄と面接するという。面接では、子どもの性格や心理上の問題を、学校と家庭の両方の観察をつきまぜ、教師と父兄が協議するシステムだ。学業成績が面接の焦点でないというのが、ニッポンの学校と違うところだ。

職員の駐車場に車を停めて教室に入ったのは、七時四五分だった。生徒はまだ一人も登校していない。子どもたちは、アメリカ中どこでも同じスタイルの、黄色のスクールバスで登下校する。生徒たちを乗せた十数台のバスは、ちょうど八時五分前に校門に到着した。

スーザンは自分の名前が彫り込まれたプレートのかかるドアのロックを鍵で開けて、教室の中に入れてくれた。一隅にデスクがある。これがスーザンのオフィスだ。

「先生全員が一堂に会する職員室というものはないの」

「そんなものないわよ」

各教室が一人ひとりの教員のオフィス兼仕事場なのだ。ニッポンで見られる、大部屋の職員室というものは存在しない。

朝、職員室に教員が全員集合して事項伝達などを行うニッポンと比べると、極めて個人主義色の強い教育の場である。コウベを二度も訪れたことのあるスーザンは、大のニッポンファン。デスクの後ろには、日の丸と星条旗が交叉して架けられていた。

壁の大時計が八時を指すと始業ベルが鳴る。それまで廊下で待機していた生徒たちが、一斉に教室になだれ込んでくる。机は二人掛けを二つ向かい合わせにし、片方の端にもう一つを直角に置いて、六人が一グループになるように配置されている。

この配置はどこかで見たことがあるぞと思ったら、終戦の翌年の昭和二十一年、小学校三年生だった小学校のクラスがそうだった。マッカーサー司令部の命令で、ニッポン中がアメリカナイズされつつあった小学校は六人一グループで、連日ディスカッションを主体とした授業だったのを懐かしく思い出す。

今のニッポンでは、全国どこも同じように、机の配置は教壇に向かって、縦一列の配置だと聞く。

「アメリカでは、どこでも六人一グループなの?」

とスーザンに尋ねてみると、魅力一杯のスマイルを浮べて答えてくれた。

「この国では、統一や画一ということが忌み嫌われているのを御存知でしょう。教室内の机の配置の決定は、担任のわたし以外、校長であっても指図する権限はないのです。わたしが子どもたちの教育に良かれと思ったら、どう配置してもいいのです。わたしが、ニッポンのような縦一列のほうがいいと思ったら、明日にでも変えることが可能です」

この後の話が面白かった。アメリカでは何百と種類の違う教科書が出版されているが、その中からそれぞれのクラスで使う教科書の選択は、担任の一人ひとりに任されているという。この学校の一学年は三クラスあるが、それぞれのクラスで担任の選んだ違う教科書が使われているという。同じ学校の同学年が違う教科書や、異なったカリキュラムで授業を受けているのである。

「テキストを選ぶのに、校長の許可を受けるとか、指導方針を提出して認可を受けるということはないの」

と尋ねると、

「ありません。ニッポンの教師と比べると、わたしたち一人ひとりは、教育のプロとして独立しています。合衆国政府教育省が定めた学年毎の児童教育に、必須項目というのは当然、存在します。だけど教育の現場では、わたしの場合、児童教育でマスター（修士）の学位を取ったときに学んだことが、判断、選択、実施、評価の基礎になっています」

これだと一人ひとりの教師の持つ職業的資質と人間性が、子どもの教育に大きな影響を及ぼす。

愛国の誓い

「静かに！」

スーザン先生の一声で、机に着いた生徒たちはピタッとお喋りをやめる。見事である。クラスをコントロールするテクニックは、まさにサーカスの猛獣使いのそれだ。

「今日は、クラスにドクターキムラをお招きしました。ドクターキムラは、世界中の国から、病気の子どもたちの手術に招かれて飛び回っているとても有名な子どもの外科医です。今日は、今までドクターが訪れた十何ヵ国の、興味あるスライドを皆さんに見せてくださるそうですから、楽しみにしていなさい」

しばらくすると、

「プレッジ（誓い）」

というアナウンスが、頭上のスピーカーを通じて降りてくる。全員が起立し、流れてくる校長の、

「国民に自由と正義が保証され、神のもとにあって、分割不可能な一つの国であるアメリカ合衆国とその旗（星条旗）に忠誠を誓います」

という言葉通りに、生徒たちは追唱する。

「これは、アメリカ中の小学校で、毎朝していることですか」

「いいえ、そうとは限りません。わが校の伝統です。他校でもしているかも知れないけれど、国や州からの命令されたわけではないわ。でも、自分の住んでいる国を誇りに思う気持ち、自由と正義は何ものにも替え難い大切なものであるということを、生徒たちに教えることはとても大事なことです」


ニッポンでは国を誇りに思い、日の丸に忠誠を誓うと好戦的な右派とみなされ、素直に国を愛していると口に出せないおかしな空気が支配している。「ニッポンは戦争をした悪い国だ」「ニッポンは隣国に罪を償わねばならぬ」など、自国を犯罪人仕立てにした教育を受けてきたから、素直になれない。半世紀以上も過去の戦争に関わった人たちの多くはもう生きていない。それよりも、焦土の中から立ち上がり、今や世界の多くの国に援助を与えているニッポンを、なぜ誇りに思わない。自虐史観が生み出すのは、先に希望の持てない迷える若者たちだ。自国を自虐的に観る人も、いったん外国に住むと、日の丸を背負って国を誇りに思わねばならぬ事態にぶち当たる。こうした局面で、なお、「ニッポンはアカンのですわ」と自嘲自虐の態度は取れない。

他国に住んで、母国を誇りに思うかと問われ、否定的返答をすると、亡命者かアナーキストとみなされ異端者扱いされる。今のニッポンにいるのは、子どもたちに生れた国を尊敬し、誇りを持つよう教え込むことだ。

公立学校に英才クラス

スーザンの授業は生徒にあるテーマを与え、そのテーマについて自分の考えをまとめて述べさせるという形式で展開していく。

「算数や理科、それに国語などはどうするの」

と聞くと、こうした科目はニッポンと同じような系統授業で基本を教えるのだが、生徒に質問し正しい答を導き出すという授業形式に変わりはない。

クラス二十五名を成績順に三つのグループに分け、それぞれのレベルに応じて違った問題を出す。思い出すと、ニッポンのすべてがＧＨＱの指令で動いていた六十年前、通った小学生のクラスでそういう仕分けがあった。

「差別だと文句を言う父兄はいないの？」

「いませんよ。これがわたしの方針なのだから」

アメリカの教師は、自信満々だ。

「ＩＱが一五〇を超える子どもたちは、先生一人に対し生徒が三～四人という特別学級で英才教育を受けます。その子たちはどんどん飛び級して、四年生を終えると卒業する生徒も珍しくありません」

公立学校で生徒をＩＱで仕分けした特別学級だなんて、ニッポンだとごうごうたる批難が沸き起こる。アメリカでは公立小学校で、こんな英才教育が行われているのですぞ。

トイレは二度目に許可

その日の特別授業は、『外国の子どもの暮らしについて、ドクターキムラと一緒に考える』というテーマだった。それまでに招かれて手術や講演に訪れた国の暮らしを紹介するスライドを見せながら、地理や文化の紹介をした。話の途中でも質問を受けると宣言したところ、ニッポンやその他の国のライフスタイル、子どもたちの学校での授業、家での遊びなどに質問が山のように出てきて嬉しかった。

午前中の授業は八時一五分に始まり、特別授業を間にはさんで、十二時二〇分まで休み時間なしに続くのだ。

トイレに行きたくなった子どもは、その都度、教師に申告するが、一度目には許してもらえず、二度目に許可が出る。その理由を尋ねると、一度目に許すと、我も我もとトイレに行く者が出て、収拾がつかなくなるからだという。

スーザンのクラスには、毎週予定の決まった時間割というものがない。教えているうちに、たとえば理科が遅れていると思うと、一週間ぶっ続けに理科を教えることもあるという。

この学校では、教育のやり方のすべては、現場の教師の判断に任されている。校長は教師のプロとしての資質や能力を尊重し、教師一人ひとりはそれに応えなければならない。アメリカの大学では、マスター（修士）の資格は、並大抵の勉強では取れない。

アメリカの教師の裁量権が広いのは、大学時代の就学内容に日米で大きな差があるからだ。アイオワ大学で十四年間教壇に立った体験からすると、ニッポンの大学は学生に十分な専門知識と教養を教え込んでいない。大学教育は学生を一人前の職業人に育て、社会に送り出す義務があるのだが、ニッポンの大学生は卒業時点で、一体何パーセントがこのレベルに達していると言えるだろう。

偏向教師対策

「変な性格の教師がいて、偏った教育をしている場合、学校はどう対処しますか？」

と尋ねてみる。

「まず校長が当人と面談します。それで解決しない場合には、郡の教育委員会があって、父兄の苦情や勤務評定をもとに、決断を下します。わたしたちの勤務態度は、父兄や校長などによって常に監視されているのです。しかし、現場の教師に画一的な指導要綱を出すようなことはありません」

ニッポンの小学校を訪れたとき、文部省通達による全国画一のカリキュラムに初めて遭遇し、これをひどく嫌ったスーザンは、数回にわたって〝画一的〟の否定を強調するのであった。

豊富なアシスタント陣

この小学校には、校長のほかに二十三人の教師がいる。教頭はいない。一クラスの生徒数は、十八〜二十五人である。担当は学年制、すなわち、スーザンのように三年を受け持つと何年経っても三年の担当である。持ち上りという制度はない。全部で十八クラスに二十三人の教師がいるのは、休職や休暇中の教師が抜けた穴を埋める予備軍を含むからだ。

この学校には教師のほかに、大勢の人が勤務しているのに驚いた。二十三人の教師を支える支援スタッフが、なんと四十五人もいるのだ。

「ニッポンでは、昼休みの休憩時間に、教師が子どもの給食の世話をしているのを見ました。食事の世話は、教育の専門職のする仕事ではないというのが、われわれアメリカの教師の認識です。本校では、そのために大勢のアシスタントを雇っているのです。ニッポンの学校で、子どもたちが教室の掃除をしているのも見かけました。掃除は子どもの仕事ではないわね。わが校では、教師一人にアシスタントが二人の割合でついていますが、それでもまだ足りないくらいです」

大学教授のわたしと比べても劣らぬほどの支援スタッフを持っていて、なんという贅沢なことを言うかと思うのだが、これがアメリカでは、普通の公立小学校の職員構成である。記憶にある限りでは、ニッポンの学校は、校長、教頭、各教室担任、図工、音楽、体育など特殊科目の教師のほかには、用務員が一人いるぐらいでアシスタントは皆無なのではないか。

世界主要三十ヵ国の国内総生産に対する公的教育予算支出額の比率は、日本が三・八％で最低である。スカンジナビア諸国が七・五％から八・三％で断トツ。アメリカも英仏とともに五％を超えている。国民に教育費の負担を強いている日本では、他国と比べて子どもの養育に多額の負担がかかり、これが今問題になっている少子化の一大原因と思われる。

［１９９４・１２］

20 板前のトモさん

十月に入ると、盛り上るような勢いで空を遮っていた木々の緑も心なしか、あふれるようなエネルギーが感じられなくなってくる。あと二週間もすると、色とりどりに紅葉した木の葉も散り始め、木枯らしの吹き荒れる冬は、あと一歩というところだ。

裏庭を我がもの顔に駆け回るリス共も、来るべき冬に備えて、くるみの実をせっせと巣に運んでいる。

パテオで夏を過ごしたデッキチェアやテーブルも、納屋の奥に仕舞い込んだ。庭の片隅を彩ったゼラニウムやインペイシェントもすっかり色褪《あ》せ、冬がすぐそこまで来ていると報せているようだ。

板前のトモさん

そんなある日の午後、ニューヨークに住むトモさんから電話があった。

「なに？ まだニューヨークにいるの？ ニッポンからかと思ったよ」

「いやー、センセに黙って帰ったりしませんよ」

「ニッポンで、お兄さんと一緒にペンションをするハナシはどうなったの。今ごろは、新しいキッチンで、腕を振るっているものとばかり思ってたよ」

「いやー、まいったな。あれは二、三年先のことになりましてね。またロングアイランドに戻ってきて、スシバーで働いています」

トモさんは、栃木の田舎の中学校を卒業すると、すぐ東京・築地の料亭の板前として働くことになった。今から、三十年近くも前のことだ。七、八年かけて、日本料理の基本をしっかり仕込まれたあと、親方とかみさんが二人でやっている寿司屋に移った。そこでネタの仕入れや、シャリの合わせ方、魚のさばき方を習い、つけ場に立って一丁前に寿司を握るようになったのは、四、五年後のことだった。

和食ブームの到来

一九七〇年代の終わりごろ、ニューヨークやロサンゼルスなどのアメリカの大都市では日本食の大ブームが訪れた。トモさんは、そのブームに乗ったかのように、ニューヨークにやって来たのだ。

「中学校の科目の中でも、特に英語は大のつく苦手だったこのオレが、アメリカへ行く？　冗談も休み休みにしてくれよと言ったのですが、ある日鮨屋業界の理事長に呼ばれて、三ヵ月でいいからＮＹで店を出した友人を助けてはくれまいか、と拝み倒され、〝よし、やってやるぜ〟と男気を出したのが運のつきでした。

新しいパスポートに観光ビザのスタンプを押してもらって、アメリカに来ました。当時はビザのことなんか、何にも知らなかったものですから、着くなりつけ場に出て仕事を始めたというわけです。初めの三月ほどは、仕事が面白くて仕方がありませんでした。ニューヨークには、見るところも一杯あるし、とても三ヵ月ではもの足りないと思ったほどです。ところが、約束の期限が来ても、まあもう少し頼むと言われ、さらに三ヵ月が半年になり、ずるずると十年が過ぎて、今になってしまったというわけです。あっしも若かったし、ニューヨークにはいい女もいるし、仕事は順調だしで来たのですが、本当はこれではいけなかったんですね。第一、観光ビザで入国した者が仕事をしていいわけがありませんや。合衆国政府との約束違反ですからね」

トモさんとの出会いは、十八年前になる。ロングアイランドに住んでいたころ、ふと立ち寄った寿司屋の板場にいた、小柄な五分刈り頭をした小難しい顔の男がトモさんだった。幾度か足を運び言葉を交す間に、互いに家に寄るようになり、ＮＹを離れた後も、時折こうした電話がかかってくる。頑固という字を顔に書いたような職人気質の男である。一方、裏を返すと竹を割ったような性格で、特有の優しさがあり、いつしか気脈を相通じるようになった。

トモさんの見合い

そのトモさんが、

「オレもカーチャンが欲しいよ。センセ、いい人がいたら紹介してよ」

と泣きついてきたのは四十の坂を超えたとき。

「よし。任せておけ」

と男気を出して、見つけてきてやったのがフィラデルフィアに住むキャリアウーマンのB女史。

二人のデートをセットしたものの、一体どういう顛末になるのか、このときほど気を揉んだことはない。かたや、頭は角刈り、作務衣《さむえ》を着て懐手をするくせがあり、雪駄を好み、口には紋次郎ばりの妻楊枝という熟年アンチャン。こなた、トウキョウの某女子大を優秀な成績で卒業し、アメリカに渡ってビジネス一筋に生きてきたキャリアウーマン。こんなに意表をついたマッチングでは、最近の意外性が売り物のテレビドラマでも製作に二の足を踏むだろう。見合いから戻ると、案の定
「オレには、あんなオンナは駄目だ。カーチャンにはできねえ」

それでも口とはうらはらに多少は未練ありと見て、

「相手はどう？　多少ともなびく様子はないのかい？」

と言うと、

「まあな」

とまんざらでもない顔をする。

そんなトモさんは、アイオワのわが家を三度訪れた。いつも働いているレストランのオーナーとひと悶着起こしたときだ。

「あんなシケた店でやってられるかい」

というタンカを、何度も電話で聞かせてくれた。

住み込みのマイシェフ

マンハッタンの魚市場で早朝仕入れた魚を、発泡スチロールの箱いっぱいに詰めたのを手みやげに、「センセ、また来たよ」と微笑むトモさんは、まるで十五かそこらのガキに見える。来ると一週間は泊まっていく。連日、築地の料亭で鍛えた本職の板前が、住み込みのマイシェフとして、毎日料理を作ってくれるのだから、これほどの贅沢はない。

いつもは包丁を一本さらしに巻いてくるのに、今度は二本持ってきた。一本をくれると言う。

「包丁は板前の命だろ。そんなものを受取るワケにはいかん!」

一喝する。

「これはオレが何十年も使ったやつだから刃が半分に減ってるが、センセとの付き合いのしるしだから、是非受け取ってください」

そんな経緯のあとトモさんにもらった柳刃は、今も平目の薄造りをするのに使っている。戸棚に仕舞い込んでおいて死なせるより、使って生かせとはこの包丁のことだと思い、毎日重宝している。

トモさんは、包丁とは別の宝物もくれた。部厚い大学ノート二冊にぎっしり書き込んだ和食二千種類のレシピーだ。

「これは同業者には絶対に見せられないオレの宝だけど、センセがこれから先、板前やることはないから、何でも教えるよ」

金釘流の拙《つた》ない字がぎっしりと書かれたノートの中身は、まさにトモさんの生きてきた証だ。いくつか書き写させてもらったレシピーは、今わが家にゲストを迎えるときの、メインメニューにしている。

不法滞在のお尋ね者

「ある日、ふっと気がついてみたら、オレはこのアメリカの不法滞在者で、移民局から追われるお尋ね者になっていたんすよ」

トモさんのように観光ビザで入国して居着いた者や、暗闇に紛れて国境を越えてきたり、沖に浮かぶ密航船から小舟で上陸したりした者をひっくるめて、不法入国者または不法滞在者と呼ぶ。

今アメリカには、五百万人以上の不法滞在者がいると推定されている。

アメリカでカネが動くところに必ずついて回るのが、社会保障番号（Social Security Number:

SS#）だ。米国で合法的に人を雇う場合には、例外なく、受取人の氏名とSS#を明記して社会保障税を国税局に納入する義務がある。

この国では就職するにも、銀行口座を開くのにも、自動車の免許やパスポートを取るのにも、SS#は必須である。戸籍や住宅票などが一切存在しない代わりに、ワシントンの巨大なコンピュータに一人ひとりの情報とともに記録されているSS#が、あらゆる場合の身分保証の役割を果たしている。トモさんのような不法滞在者は、SS#を登録することができない。外国人はパスポートとビザを提示しなければ、SS#は交付してもらえない。

以前に合法的にアメリカで働いたことがあって、そのときにSS#を取得していたとしても、今の身分が不法滞在者であれば、SS#を使うことはできない。ワシントンのコンピュータは納税の申告や銀行口座開設の問い合わせの時点で、当人のビザの期限が切れた不法滞在者かどうかを直ちに探し出してしまうからだ。

移民局に摘発されると、直ちに本国への強制送還の手続きが取られる。トモさんのような不法滞在者にとって、移民局の係官はまさに天敵だ。ならば不法滞在者たちが日々、移民局を恐れ戦《おのの》きながら生きているかというと、そうでもないのだ。五百万人を相手に、わずか数千人の係官が必死の努力をしたとしても、雀の涙ほどの成果しか上がらない。だから、トモさんは、今日も裕々と仕事に就いていられるのである。

アメリカの最低賃金法によると、雇用主は一定額以下の時給で人を雇ってはならないことになっている。しかし、一セントでも安く雇いたいのは人の常。そこで、登場するのが不法滞在者たちだ。ＳＳ＃を持たない人間なら国の定めた最低賃金以下の安い賃金で雇っても、申告しないのだから、財務省に知られるはずがない。雇うほうと雇われるほうが互いに口を閉ざして、万事をうまく収めるという仕組みだ。カリフォルニアのイチゴ畑で働くメキシコ人労働者や、南米出身の住み込みメイド、子守り、レストランのウエイターなどが、無数の不法滞在者をかかえている職種である。

同胞の生き血を吸うニッポン人

回り道をしたが、話を元に戻そう。

トモさんは半年毎に職場を変えるが、それにはワケがあるのだ。不法滞在者であるトモさんも、それと知って彼を雇ったレストランのオーナーも、共に法を犯している。だが、いったん発覚すれば、トモさんは移民局の強制収容所、対するオーナーのほうはいくばくかの罰金、という偏った処分だと、どちらに分があるか一目瞭然。

「どこの店のオーナーも、雇うときはおいしい御託を並べておいて、働き始めると、給料や待遇などで初めの約束はどこへやら。〝ウソをついたな〟と迫ると、〝お前なんか、この国で働く資格もないのに、働かせてやっているのだ。それだけでも有り難いと思え〟と言うので、ついカッとなって、〝それなら辞めてやろうじゃないか〟ということになっちまうのです」

アメリカで自由に職に就くためには、永住権を取らねばならない。永住権は個人で申請すると、能力だの財産だのと付帯条件が一杯で、極めて困難である。現在働いている（不法、合法を問わず）ところの雇い主が申請してくれると、一番手っ取り早い。

トモさんの場合は、レストランを変わるたびにオーナーから〝永住権を申請してあげますよ〟と甘い言葉を囁《ささ》やかれては、欺かれ続けているうちに、永住権のないまま十年が過ぎてしまった。極悪非道なオーナーたちは、永住権か市民権を取ったニッポン人。そのニッポン人が、永住権を持たぬニッポン人の生き血を吸っているのがアメリカだ。

やっと取れた念願のグリーンカード

数年のちに米国政府が出した恩赦によって、トモさんは晴れて永住権を取れた。永住権証明書は名刺ほどのサイズで、財布に入れて常に所持することが義務づけられている。この証明書は、むかし緑色だったので『グリーンカード』と呼ばれてきた。色はブルーに変わったが、それでも『グリーンカード』と呼んでいる。

『グリーンカード』を手に入れたトモさんは、アメリカでレストランを開くつもりでいた。事業には英語に長《た》け、信頼のおける人で、金の出入りをしっかりと管理してくれる相棒が不可欠だ。

「絶対に信頼できる人間となれば、カミさんしかいないぜ」

言ってみたものの、見合いをさせても、「あんなオンナは、気にくわねえ」の一言で終わる偏屈男だから、

「そんな根性でいると、嫁の来手《きて》には一生巡り合えないぜ」

と威してみても、改心する気配はない。

ある日「センセ、おれはやっぱりニッポンに帰ることにしたよ。故郷の那須でペンションをやる」と言い残して、二十年ぶりのニッポンに戻ってしまった。

それ以来音沙汰途絶えて七年が過ぎた。その間にアイオワを引き払いホノルルに移り住んでしまったが、トモさんに知らせるすべもない。「どうしているのだろう」と思っていたある日、トモさんがアイオワの家宛てに出した手紙を、今の主《あるじ》が親切にもホノルルに転送してくれた。

那須高原での再会

故郷の那須高原で、念願のレストランを開店したという報せだった。ひと月と待たず那須に駆けつけ、トモさんのレストランを尋ねた。小雪の舞う夜だった。「那那川」と看板の出たレストランのドアを空けて入ると、相も変わらぬ職人刈りの後ろ姿があった。少し歳を取って身体が小さくなっていた。

「トモさん」と声をかけると、振り向く前に、「あ、センセ」と言ってくれた。

「なんだ、分かってたのか」

「声ですぐ分かったよ」

角刈りアタマの笑顔は、幸せそうだった。

［１９９４・１１］

21 人生は苦しみ八割、楽しみ二割

一月に入ってからのアメリカ各地は、『荒れ狂う冬将軍』という言葉がぴったりの天気が続いた。中旬には東海岸一帯からニューイングランド地方を襲った豪雪で、ボストンは一面の雪に埋もれた。ニューヨーク市内でも、一夜にして七十センチも積もった雪のせいで、交通はストップ。オフィスや学校は三日間続けて臨時休暇となる始末であった。

一方、アイオワを含むハートランドオブアメリカ（中西部のこと）では、からりと晴れ上がった小春日和に、バックヤードの黒い地肌から早や芝生の若芽が頭をもたげ、

「もしかするとこのウイークエンドあたりには、久々のラウンドが可能かも」

という怪しい胸のときめきに、庭の片隅の納屋から引っぱり出してきたクラブの素振りに暮れる日々が続いた。

荒れ狂う白魔

それから一週間後、白魔はやって来た。前日まで八度くらいだった気温が一晩のうちに二十五

度も急降下。起きてみるとマイナス十七度だ。カナダ超特急と呼ばれる寒気団がウイニペグのあたりから冬将軍を伴ってやって来たのだ。風速六十メートルの雪あらしは、一夜のうちに若芽ふく芝生を雪のカーペットで覆ってしまった。氷の膜でカバーされた道路はまるでスケートリンクのように滑らかだ。ラジオテレビは、用もなく外出したり、車を運転する者は、アイオワシティ市警、ジョンソン郡保安官、あるいはアイオワ州ハイウエーパトロールによって即逮捕拘禁される、という警告を報道した。マイナス二十度、風速六十メートルの吹雪の中で立往生すると、大体三十分以内に死亡する。警告を無視したおろか者や、避難せずに車ごとハイウエーから滑り落ちて救助が間に合わなかった二十人ほどの生命が一晩で失われた。

打たれ強いアメリカン

アイオワが冬の嵐に襲われている一方、東海岸に降った雪は南から吹き上げてきた陽気のせいで一気に溶けてしまった。ペンシルバニアや首都ワシントンでは、水かさを増した川が堤防を越え、モービルハウスに住んでいた八十幾人かを家ごと流してしまった。氷塊を浮べた濁流が人の住居を次々と打ち倒し呑み込んでいく有り様をテレビニュースで観ると、無情としか言いようがない。この寒空に住まいも家財も失った人たちはどんな想いであろう、さぞ辛かろうと思う意に反して、インタビューされる被災者が滅茶苦茶に明るい。

「なあに、生命さえ残っていれば、家なんかまたいつか建てられるさ」

強がりは言っていても、きっと心の中では打ちひしがれているに違いなかろうと思って、若い研修医に質問をぶつけてみた。

「テレビで洪水の被災者が楽天の極みにあるように見受けたのだけど、もし君がその立場にあるとしたら、やはり笑い飛ばすかい」

「ええ、多分そうすると思いますよ。失ったものはいくら泣いたって戻ってはきませんから。その時点で最良の選択肢を探すのが一番ではないですか」

さすが幼少のころから選択肢の選び方を鍛えられ育ったアメリカンの若者らしい答えが返ってくる。

「人の一生は、誰でも苦しさ八割、楽しさ二割と、初めから神によって比率が決められていると言いますが、どちら寄りに生きるかは各人の勝手です。苦しいときにこそ、楽しさ寄りの発想で生きるのが大切です」

黙って聴いていれば、まるで大哲学者になったかのような得意顔で、生意気を抜かす。

出頭不要の運転免許証更新

アイオワ州の自動車運転免許証を取得するには、予約なしにブラリと試験場を訪れ、三十五問の筆記試験で二十八問以上正解すると、ひき続いて実地試験を受けさせてもらえる。家から試験場までの道のりを無免許で運転してきた車の助手席に試験官を乗せて、町内を無事に一周し終え試験場に戻ると、その場で顔写真を写し、三十分と待つ間をおかず十六ドル払えば合計二時間足らずの間に、運転免許証をもらって帰ることができる。四年が過ぎて期限切れのひと月前になると、免許事務所から報せが来る。免許証の更新に出向くと目の検査と、写真撮影に約十分、何十年間も値上りしていない料金の十六ドルを払うと、再び四年間有効の免許証をもらうという仕組みである。

ところが、今度実施されることになった免許更新方法は、ニッポンに住んでいる皆さんが聞くと後ろにひっくり返って脳震盪《しんとう》を起こしそうなニュースタイルだ。

免許更新手続きは自宅で

言い忘れたが、新しく取得した免許証の有効期限は、アメリカ各州どこでも、四年後の本人の誕生日という決まりだ。こうしておけば、更新を忘れる人も少なかろうという当局の配慮だ。さて、その四年後の誕生日があとひと月に迫ってくると、ジョンソン郡交通局の運転免許事務所から一通の封書が届く。何ごとならんと開けてみると、〝免許証の更新手続きは郵便でできるようになりました〟とある。

本人の氏名、生年月日、住所、それに社会保障番号などを、コンピュータが打ち出した書類が一通。前回の更新以来、精神病になったことはないか、視力に変わりはないか、氏名、住所変更は、などという質問項目があり、すべてに「ノー」と答えると、一番下に署名と日付を入れる欄がある。

「更新料十六ドルに加え、手続き料二ドル、計十八ドルの小切手を同封されたし」とあるので、指定の封書に小切手を同封して送り返す。それから約一週間後に免許証と同じサイズのカードが送られてくる。このカードには、四年前に発行された免許証は、期限切れのあとにも、さらに四年間有効期限を延長したと記されている。

このカードと合わせ持つ限り、期限の切れた免許証は有効なのだ。免許事務所に出頭もせず、我が家にいながら免許証の更新ができるなんて、ニッポンでは二十二世紀になっても、実現しない夢ではないか。なにしろ在留証明ひとつ取るのに、往復一千キロものドライブを民に強いる国なのだから。

これがホンモノの民主主義

四年ごとに更新する度にカードは新しくなるが、元の免許証の写真はそのままだから、二十年も経つと、当人は白髪あるいは丸禿になっているのに、写真だけふさふさの黒髪では具合悪かろうと心配する御仁もあろう。なに、アメリカンは、そんなセコいことに頓着しない。自称ホンモノのアメリカンに伺ってみると、

「そうじゃ、これが本当の民主主義というもんじゃよ。極東には官主主義を誇っている島国があるそうじゃが、ちとわしらを見習うたらどうじゃろう」

と相好をくずす。

ちなみに、自宅に送られてきた更新書類の返送を忘れたまま誕生日が来た場合には、一ヵ月以内に免許事務所に出向けば、更新手続きは可能である。ペナルティはない。それも怠った場合でも、三ヵ月以内であれば、小額のペナルティで更新してくれる。三ヵ月を過ぎて六ヵ月以内の場合には、州の交通局に出頭という運びだが、免許取り消しにはならない。半年過ぎて、初めて取り消し再試験の憂き目にあうというわけだ。

ホンモノのアメリカン氏が言うごとく、アメリカでは、官が発行するすべての許可証は、民の便利のためのものだから、官が民に脅威を与えるために使うことを堅く禁じているのだ。

姓名の変更は個人の権利

ことのついでに言っておきたいが、アメリカで自分の氏名を変えるのは、本人の自由だ。たとえば、某誌の編集長ナカチヒロユキ氏が何かの理由でご乱心めされ、

「余はナカチという姓にも、ヒロユキという名前にも飽きた。今日からはちと違う姓名を名乗りたい。そうじゃ、氏はチカナ、名はキユロヒがよかろう。そう名乗ることに決めたぞ」

と言ったとしても、ニッポンの市役所の窓口では相手にしてくれない。ところが、アメリカではそれが可能だ。新しく自らが選んだ氏名（氏のみ、または名のみを変えるのも勝手である）を地方裁判所（巡回裁判所というのもある）に申し出れば、十ドル（約千円）の手数料で直ちに別

人を名乗ることができる。アメリカ国民および住民の全員が持っている社会保障番号も、同様に十ドル出せば変更できる。

氏名と社会保障番号が新しくなり、気分がすっきりしたところで、発行してもらった新氏名と社会保障番号の証明書を持って、運転免許事務所、郵便局、ガス、電気、水道、テレビ、電話、銀行の口座などの名前を全部変えてしまえば、以前のナカチヒロユキ氏はこの地上から消滅する。新しいチカナキユロヒ氏が以前のナカチヒロユキ氏と同一人物であるのを知っているのは、ワシントンにある社会保障番号を記録したコンピュータだけ。この接点は、個人の最高機密とされプライバシーの源であるから、おいそれと他人に察知される心配はない。わたしの小児外科に、実際こうして姓も名前も変えてしまった女性の研修医がいた。美人の彼女にしつこくつきまとうストーカー男の横恋慕を断ち切る手だてだったのだろう。

これがニッポンだとすると、どうだろう。もちろん、個人の権利より官の都合が優先する。警察は、氏名など勝手に変えさせたら、その人間が悪事を犯した場合、捜査に支障を来すと言うだろう。税務署は、国民背番号のない現在、それでなくとも徴税に漏れが生じているのに、氏名を簡単に変えさせると、今以上の混迷を招くと反対するだろう。よってたかって反対の嵐。ニッポンは民主主義をうたってはいるが、本質は江戸時代から続くお代官さまが仕切る社会であるのがよく分かる。

その昔、ＧＨＱのマッカーサーに「ニッポン人は十二歳の子どもだ」と評され、識者たちは激怒した。ニッポン人を子ども扱いして侮辱しているホントウの張本人は、内なる官僚ではないのか？

［1996・2］

22 鮨どころ「きむら亭」

ニッポンの客を和食でもてなす

この間から、ニッポンの医療関係者ばかり四、五組の客人を迎え、わが愛車キャデラックは空港送迎専用車の様を呈した。

やって来たのは、老若男女とりまぜて十五名。それぞれ医療や看護の分野で活躍中の人たちだ。

わが家でまず驚くのが、最近ガレージの屋上に設置した中華鍋型をした受信アンテナがキャッチするＮＨＫの番組だ。大相撲夏場所の中継では、横綱が全勝優勝した千秋楽の大一番もしかと見届けられる。朝七時のニュース、テレビ小説の連ドラ番組のほか、日曜日の正午には「のど自慢」が録画放映される。テレビをつけっ放しにしておくと、一日中家の中にニッポン語のニュースや唄声が流れて、まるでニッポンのどこかに住んでいるような気分だ。

夕暮どきになって、夕食の席に着いてまたまたびっくり。まずちりめんじゃこと大根おろしにさっとレモンをしぼったのを肴に、冷えたカリフォルニアワインのシャドネーで乾杯。

続いて、鱈のすり身が九〇％以上というバンクーバー産特上カマボコの板わさで二杯目。さらに自家製絹ごし豆腐にしょうが、花かつお、裏庭で採れた青ねぎを載せた冷奴で三杯目。水戸から空輸で届いたひきわり納豆に和からしとねぎを乗せ、醬油をたらして四杯目。そのあたりで、シャドネーは軽く一本空いてしまう。

シアトル直送のキングサーモンを厚さ三センチに筒切りにし、メキシコのバハカリフォルニアで採れた天然荒塩を振って甘塩にし待つこと一時間。これを強火のオーブンで焼くと、表面はこんがりきつね色になる。箸で押すと、中から旨み汁が湧き出してくるほどジューシーなヤツを大皿に乗せ、レモンをひと振りし、キッコーマン醬油で食べる。

サーモンの相方は、ササニシキやコシヒカリに優るとも劣らぬ「田収ゴールド」という名のカリフォルニア米。サーモンの添えには、今ならフレッシュなグリーンアスパラをさっと茹で、キユーピーマヨネーズ、キッコーマンに生のレモンの絞り汁をほどほどに混ぜたのをかけると美味である。

ニッポンのあれこれを話題に

食事に欠かせぬ楽しい語らいは、ニッポンのただならぬ景気の低迷、低金利、円安、あきらめムードから近ごろとみに怪しくなってきたニッポン語など、もっぱらニッポンのあれこれについて。

「ニッポンから衛星を通じて送られる番組の、女性アナウンサーが使う言葉は、とても標準ニッポン語とは思えませんぞ。裸足を〝生足〟と言ったり、南氷洋を〝ミナミ氷洋〟と読んだり、まるで別の国の言葉のようです。なぜこういうことになったのでしょう。知性と品性は低下しっ放しですな」

「総じて言うなら教養がないからです」

ニッポンから来た内科のドクターが相槌をうつ。

「そういえば、教養という言葉は久しく耳にしませんね。今でも大学に教養課程というのはあるのですか」

「さあどうでしょう?」

「どうして。あなたたちが通ってこられた道でしょう?」

「大学の初めの二年間はバイトばかりやっていましたから……」

こういった会話が延々と続く間に、ワインのボトルは次々と空になっていく。

二、三日遅れて来たのは、Y氏に率いられたIさんとNさんの女性二人を含む三人組。大阪の医療法人愛仁会では、傘下の病院の経営スタッフやナースを、半年間アイオワ大学で研修させるプログラムを継続してきた。今年は、総婦長のIさんと医事担当課長のNさんの番が来て、これからの六ヵ月間をアイオワシティで過ごすことになったのだ。

プログラムの継続を祝して、わが家ではとっておきの鮨ネタを総動員し、鮨どころ「きむら亭」の主《あるじ》が腕をふるった。生身のヒトを切る外科医を本業とする主にしてみれば、死んだ魚ごときをさばくのは朝めし前とばかりに、まぐろ、いか、貝柱、こはだなどを、素早くカットして握りのネタ造り。白木のシャリ桶からシャリを右手ですくうや否や、左手に載せたネタにわさびをちょいとつけ、三秒後には握り鮨になって皿の上に並んでいるという早業を披露した。

なにしろ、築地の寿司屋で何年も修業を重ねたトモさんが、手に手を取って教えてくれた握りのワザだ。十年ほどの間に何千個握っただろう。そこんじょそこらのシロウトとは年季が違う。寿司を握るワザは、手術と同じで経験がモノを言う業なりと悟った。「シアトルから仕入れた魚は、大阪キタの新地でもめったに口にできない特上ものですな」と、Y氏はヨイショしてくれる。

「なあに、トウモロコシ畑から上りたてのネタですよ」と笑ったが、内心は「どうだ参ったか！」という気持ちだった。

［１９９８・６］

第3章

オペのイチロー
本領発揮

23 ブラックジャックの旅

「Kimura手術」の出前に東奔西走

八月初め、カリフォルニア南端に位置しているサンディエゴの小児病院から、突然の電話連絡があった。食道閉鎖症で生まれた子どもがいるので、サンディエゴに来て「Kimura手術」の〝供覧手術〟をしてくれないかという。〝供覧手術〟というのは、文字通り〝見せる手術〟という意味だ。手術を見て習う側の外科医にとっては〝供覧手術〟だが、わたしにとっては出前を届けるようなものだから、〝出前手術〟と呼んでいる。頼まれごとにはノーと言わない性格が災いして、すかさず「オーケイ」と答えてしまった。

ふた月前には、同じタイプの食道閉鎖症の子どもに「Kimura手術」の最終段階の食道再建手術をするため、ニューヨークのコロンビア大学医学部に招かれて〝出前手術〟に行ってきたばかり。今度は西海岸からお呼びがかかったというわけだ。

「ドクター、来週には二十人もの手術予定が入っているのに、そんな安請合いをして、一体どうなさるおつもりですか？」

秘書のリンダと小児外科診療コーディネーターのローラに責められたが、引き受けたものは仕方がない。ま、なんとかなるだろうと、超多忙のスケジュールをやり繰りし、三日間の〝出前手術〟に旅立った。

患児は、去年のクリスマスころに生まれた八ヵ月の女の子。生まれつき食道が離断閉鎖しているため、ミルクはもちろん、唾液すら飲み下せない。四六時中口や鼻からあふれる唾液を、吸引器で吸い取ってやらないと、窒息するという厄介な状態だ。八ヵ月間もの入院中、付きっ切りで唾液の吸引を続けるには、小児病室常勤のナースだけではマンパワーが足りない。豊かな患家では、専属のナースを自費で雇って、ケアに当たらせてきたという。

この「Ｋｉｍｕｒａ手術」について少し説明すると、まず離断した食道の上部盲端を胸の前壁に加えた皮膚切開から引き出して、出口を造るところから始まる。食道に出口ができると、ここから唾液は流れ出るから、四六時中付きっ切りで吸引する必要はない。ミルクを飲ませても、同じようにこの出口から流れ出るので、気管の中に逆流して窒息を引き起こす心配もない。飲み込んだ唾液もミルクも、食道の新しい出口周囲の皮膚に付着したビニール袋に集めておいて、あとで腹部の皮膚に空けた穴から胃瘻《いろう》チューブを通して胃に流し込んでやれば、栄養も維持できる。二ヵ月毎の手術で、胸の前壁の食道の出口を、段階的に下方に移動させると、そのたびに食道は伸びて、やがては、下部食道と接続できるだけの長さに達する。その時点で、食道を胸の中の本来の位置に戻し、上下をつないで再建するという大がかりな治療方法である。

アイデアはメイドインジャパン

このアイデアは、アメリカに移る前、まだコウベにいたときに発案した。アメリカに移ったあと、実験室と助手をもらって研究を重ね、臨床応用にこぎつけ世界に発表したこの手術は、それまでにいくつか開発した「Ｋｉｍｕｒａ手術」の中でも、最新の傑作だ。

アメリカンは、常に新しいものにチャレンジする国民性を持つ。テレビに出演し新しい手術を開発したと紹介すると、全米から是非わが子に試してやってくれというリクエストの電話が来る。わたしの専属ナース兼コーディネーターのローラは、電話の応対に忙しくなる。

ふた月前のニューヨーク、それに今度はサンディエゴへの〝出前手術〟も、チャレンジ精神に富んだ典型的アメリカンの両親から要請があったからだ。それに現地で子どもの治療を担当している小児外科医の、新しい手術を習いたいという知的好奇心が加わって、手術のデザイナーであるわたしに、お呼びがかかったというワケだ。

サンディエゴへの空の旅

サンディエゴまでの空の旅は六時間。いったんシカゴに出て、それからアメリカ合衆国の大地の上空を四時間もノンストップで飛んで、やっとたどり着く。

空港に降り立ち、用意してあるレンタカーに乗り、指定されたホテルに着くと、フロントに病院からのメッセージが入っていた。

早速、小児病院に出かけて、幼い患児を診たあと、両親に手術の説明をした。企業の要職にある両親は、二人とも知性が抜群に高く、この手術に関するわたしの論文は全部読破してくれていたのでハナシは簡単だった。手技の技術上の問題と、合併症対策について二、三の質問に答えて、翌日の朝、手術をすることになった。

手術は順調に運び、翌日には口からミルクが飲めるようになった。主治医によると、患児は手術のあと一週間ほどで退院したそうだ。もう時間おきの鼻からの吸引チューブに苦しむこともなくなった。あとは、もう一、二度、延長手術を繰り返して、根治手術に臨むだけ。よかった。

「出前手術」の注文はインターネットで

最近はインターネットの発達により、アメリカの、全医師の情報を入手できる。卒業大学、研修した病院、専門分野、研究分野、所属学会から、医療過誤訴訟の有無にいたるまで、すべてが公開されているから、経歴や経験について、隠しごとは一切できない。情報は世界を駆け巡るので、外科医としては逃げ場がない。

つい数日前には、フランスのリヨンの男性から、

「娘が全結腸無神経節症と診断されました。当地の医者は、あなたの開発された『結腸パッチ手術』（五つあるＫｉｍｕｒａ手術の一つ）をすると言っています。娘には最高の治療を受けさせ

てやりたいと願っています。ドクターキムラ、あなたに当地においでいただいて、手術をしてもらうワケには参りますまいか？」

というリクエストが来た。

その少し前には、イタリアのローマとブラジルのサンパウロからも同様の連絡があった。これらを全部受けてしまうと、身体がいくつあっても足りない。アイオワ大学病院での本業も、おろそかになってしまう。

「センセ、御自分のお身体と、アイオワ大学病院でのスケジュールをよーくお考えになって、お決めくださいね」

秘書のリンダの意見を聞き入れ、海外からの〝出前手術〟の要請は、当面すべて断ると決めた。

新手術開発の裏には

現在使われている手術方法に不備や不都合があり、治療に限界があるとき、新しい手術探索の動機が生じる。

新しい手術方法のアイデアが浮かんだら、まず机上でデザインしてみて、可能性、有用性、安全性などを検討する。ここまでには長い時間がかかる。数年を要することもある。最終的に結論が出たら研究室で実験を重ね、安全の確信が得られて、初めて患者に実施する。

新手術を実施したら、その臨床成績を評価するのにさらに数年を要する。新手術の有用性を最終的に論文にして発表すると、他の外科医が試して結果を報告するまで、また数年かかる。多数の外科医から同じ有用な結果が得られたとの評価を受けて、初めて新しい標準手術が誕生する。

それに至るには十年を越える年月を要する。こうして生まれた手術は「Ｋａｓａｉ手術」や「Ｓｗｅｎｓｏｎ手術」などと、発案者の名前で呼ばれる。手術に自分の名前がついている外科医は、全世界に約十万人いる外科医の中でも数えるほどしかいない。

その数少ない外科医に仲間入りをしたので、一九九六年にはAmerican Surgical Associationという、医学の流れを変えた外科医のみが入会を許される会の正会員に加えてもらった。全米数万人の外科医の中で三百名限定だから、選ばれた正会員は外科医の超セレブ。入会が決まると、同僚の外科教授たちから祝福されたり、恨まれたり、羨ましがられたり。米国各地の高名な外科医から祝いの手紙が届いてびっくりした。大学では、医学部長主催の盛大な祝賀会を催してもらった。アメリカに活動の場を移したのは正解だった。

手術デザイナーはディオールと同じ？

以前、中東産油某国に招かれたとき、医学総会で手術開発の裏話の講演をした。聴衆の一人の内科医から、

「あなたの手術をデザインするというお仕事は、クリスチャンディオールやピエールカルダンなどのデザイナーのビジネスと、共通していますな」

というコメントをもらった。

「デザインセンスを使う創造という点では、おっしゃる通りです。ディオールやカルダンは、新しいデザインのドレスを発表すると、何億ドルもの報酬を得ますが、わたしの手術のデザインは名誉のみで、一セントの収入にもならないところが、彼らとの違いです」

［1998・9］

24 日米医学教育事情

「あら、センセは学生の授業もされるのですか？　年中手術ばかりなさっているものと思っていましたわ」

ニッポンから訪れた某女史が尋ねてくれる。

「大学教授というものはすべからく、次世代の若者たちを教育する大事な義務を背負っています。わたしは、年に最低五、六回は教壇に立ち、一度に二時間ほど小児外科の講義をしております」

「アメリカですから、講義は、もちろん全部英語でなさるのでしょうね？」

「ニッポン語で話してどうしますか。クラスの誰一人理解できません」

「教壇に立たれた姿のイメージがわいて参りませんわ」

「謹厳そのもの、学の権化と思って下さればぴったりです。今お見せしているような笑顔でなく、苦虫を噛みつぶした鬼のような顔貌をイメージしてみてください」

「あら、そんな恐いお顔をなさるの。一度拝ませてもらいたいものですわ。聴講生として出席させていただけませんかしら」

「いつなりとどうぞ」

ミッションインポッシブル

アイオワ大学医学部は一学年一クラスの学生数が百五十名。学生たちは、四年制の一般大学（カレッジ）を卒業したあと、医学部に入学、さらに四年間修学して卒業する。高校卒業時点から数えると卒業まで八年かかる。医学部には、高校からいきなり入学することはできない。四年制大学の卒業生にのみ入学が許可される大学院大学である。

その医学生の三年目のクラスに対し、二時間の講義で小児外科のすべてを理解せしめよというのが、教育担当副学部長から下された使命である。千八百ページにおよぶ小児外科教科書に記された二百を超す病気のすべてとその治療法を、わずか二時間で教えろというのは、まさにミッションインポッシブルだ。

医学教育に米国教育省はノータッチ

こんな不可能を無理強いするのは、実は、副学部長ではない。医学教育連絡委員会（ＬＣＭＥ）という民間団体である。この団体がアメリカの医学教育を含めた医科大学運営のすべてを仕切っている。ここから全米の医科大学に向かって、小児外科の授業は、最低二時間はしろという指令が出ているのだ。

医学教育連絡委員会は、アメリカ医師会と、全米に一二五ある医科大学が構成する米国医科大学協会という二つの団体が、等分の権限と責任を持って運営する民間団体だ。官の支配に慣らされたニッポンの感覚だと、「医学生の教育を私的団体に任すとは何事だ」と思うだろう。だが、その背後には、「医師は、医師以外の誰によっても、育てることはできない」という、米国医師会の自負と使命感が脈打っている。

ニッポンの医学教育は文部科学省の管轄である。アメリカンの眼で眺めると、医師でもない文科省の役人に医学教育を任せるなんて、ニッポンの医師たちは、職業人としての矜持と責任を放棄したかのように映る。

アメリカの医学教育連絡委員会が刊行している小児外科教育指針を読むと、まずこの指針の著者がわたしの同業者の小児外科医であるのにほっとする。指針に反論があれば、委員会に向かって自分の意見を率直に述べるチャンスがある。その結果で教育の方針が変わる可能性もある。そこでまたほっと息をつく。

教育の現場では、いくつかの病気を選んで詳しく述べるか、あるいはすべての病気を広く浅く解説するかは、それぞれの教授の判断に任されている。

アメリカの医学生は、四年制の大学を卒業した社会人と同じ年齢の大学院生たちだから、高校からいきなり六年制の医学部に直接入学してきたニッポンの医学部学生たちと比べると、医師を選んだ動機が熟している。勉強に明け暮れるものと納得した上で選んだ医学部の四年間には、スポーツや文化部のクラブ活動は存在しない。実際、医学生に課せられた勉強のノルマは、人間の能力の限界に迫るものがある。スキーだのコーラスだのにうつつを抜かす時間の余裕は全くない。

スポーツや文化活動は四年制大学で済ませたはずだ。一度医学部に入ったら、アソビの余暇など夢にも見ないのが、アメリカの医学生だ。

授業は小人数の対話式で

医学部三学年の百五十名を二十五名ずつの六グループに分け、それぞれを授業の一クラスとする。六グループに六回同じ講義をすると、その学年の小児外科授業は完了である。「同じ講義を六回もするのは時間の無駄だ、百五十名を一クラスにまとめて、一度に済ませればいいではないか」という意見もあろう。だが、小学校から、一クラスは二十名前後という小人数グループの中で、教育を受けてきたアメリカの若者たちには、百五十名もの人間が一堂に集まる授業のスタイルは、違和感以外の何ものでもない。

百五十人ものクラスだと、学生が教授に質問する機会は限られる。ニッポンの学生たちには、三百人を超える学生を講堂に詰め込んでハンドマイク片手に講義をするという一方通行のコミュニケーションに馴れているから、授業中に教授と対話する機会がなくても平気でいられる。教授の中には、一方通行の押しつけ講義をして、それで学生たちが卒業後、医師国家試験をパスしさえすればよいという、偏った考えの人もいる。

アメリカの学生たちは、知識は、もっぱら教科書を読む自習予習によって蓄積する。学習中に生じた「ナゼそうなるのか？」という疑問を、教授との対話を通じて解明するのが授業の基本スタイルだ。百五十名もの学生が一堂に会していたのでは、こうした対話式授業を維持することは不可能である。

いずこにおいても、医学部の教授は常に多忙である。授業のたびにキャンパスの中をオフィスから数百メートル離れた講堂まで往復すると、かなりの時間のロスを生む。それなら、講堂を教授のオフィスに隣接して設置すればいいではないか。授業のたびに学生が出向いてくるようにすれば、教授の時間のロスも足の疲れも解消する。こんな発想がすぐ実現するのがアメリカだ。

アイオワ大学医学部の各科は、二十〜七十名が入れる小講堂を、日本風に言う各科医局内に設置している。各医局は二千平米の広さを持ち、百名を超える人が常勤している小企業と思えばよい。教授は授業の度にオフィスから医局内を数歩歩くだけで講堂に到達できる。

二十五名の学生たちの最前列は、わたしの教壇から二メートルと離れていない。一列が七、八人ずつとすると、最後列は前から四列目で終わり。教壇に立つわたしから六メートルの距離だ。だからマイクは要らない。教授と学生は、授業中に互いの眼と眼を合わせながら質疑応答できる。

病気の本態、診断、治療方法をスライドで紹介しながら、質疑応答を反復するスタイルで進める。わたしは、授業中にノートは一切取らせない。習ったことはその場で頭の中に入れてしまえという主義だ。若さの特典は、知らぬことを責められないことである。だが、知らぬことをそのままにして平気でいるような、知的好奇心の欠如は許さない。それもこれも、一グループを二十五名と限った授業だから可能なのだ。

医学部一、二年生の間は、朝七時から夕方六時過ぎまでクラス全員を一堂に集めた基礎医学の集中講義で明け暮れる。講義のあとは、お決まりのテストが待っている。次週の講義内容と予習すべきポイントを列記した資料が前もって全員に配られるので、ウイークエンドといえどもゆっくりはできない。予習を欠いてはテストに合格することはおぼつかない。医学部に入ったら課外活動や旅行やコンサートなどと縁が切れる所以《ゆえん》だ。三年目は臨床科の講義と実習の混合カリキュラムだ。こうした詰め込み教育でニッポンの医学部の四年間の教程を三年で修了する。

四年目になると、自分の選んだ臨床科を四週間毎に移動し臨床経験を習得する。ニッポンで二年前に始まった二年間の卒業臨床研修は、アメリカの医学部四年目のカリキュラムに酷似している。われわれのカリキュラムをコピーして作った節がある。ニッポンで二年かけている臨床研修プログラムを、一年間に圧縮して学生の間に習ってしまうというカリキュラムだから、その忙しさはただ事でない。朝は六時から夕方は八時過ぎまで、各科チーフレジデント（主席研修医）にべったり張りついて、病院内で過ごす。

学生たちは、アイオワ大学病院に二百六十科ある診療科（外科、内科に始まり、各科の特殊診療科を全部加えると二百六十科になるのだ）の中から、自分の将来の進路に必要な履修科目を選択する。小児外科では一ヵ月の研修に、一度に二名以上の学生は採用しないことにしているから、一年間に二十四名の学生しか受け入れることはできない。履修科目の選択は学期初めに学生課のオフィスで登録を済ませることになっている。わたしの主宰する小児外科は、学生の間で人気絶頂の選択科目である。小児外科履修科目登録解禁日の前夜、学生たちは、オフィスの窓口の前に寝袋を持って、列を作り始める。徹夜の行列をしてまで小児外科を履修したいと学生たちが思ってくれるのは、教授であるわたしにとっては最大の誇りである。

「見学お断り」は〝患者の権利〟

ここ数年、ニッポン各地の医学部の学生たちから、アイオワ大学医学部を見学したいというリクエストが来るようになった。学生たちの勉強熱心は理解できるが、残念ながら、その願いに応えることができない。通っている大学の医学部長から、アイオワ大学医学部長宛ての依頼を医学部長が了承しないかぎり、単なる見学といえども、わたしの独断で受け入れることはできない。ニッポンからだけでなく、ヨーロッパ各国やオーストラリアなどからも、学生の見学リクエストは後を断たないが、答えは同じだ。

仮にニッポンから学生の見学を受け入れたとしよう。医療は患者の心身のプライバシーに触れる仕事である。診療行為は患者とわたしおよび大学病院の間で、合意の上で結んだ診療契約に基づいて実行される。この診療契約には、患者はアイオワ大学医学部の学生に限り身体を見たり触れたりするのを許すという約束をしている。それ以外の大学の医学生に、同じことを許すとは契約書に記されていないのが問題の焦点なのだ。

外国からの見学生が病室に入って、医療機器の電源コードを誤って外してしまったとしよう。その結果、患者が亡くなったら大学病院の加入している保険はカバーしない。だから、病院の専属弁護士は病院が許可していない人間は、一人たりとも病室には入れるなと警告する。もし、わたしがこの禁を破って見学者を引き入れたら、事故に対して数十億円もの補償を自前でしなければならないのだ。

個人のプライバシーと医学の進歩の間には、人間の寛大さがあった時代には考えもつかなかった新しい壁が築かれつつある。

日本の医学生は学力不足

戦後ニッポンの社会が壊滅し、医療レベルがどん底にあったころ、アメリカでは公的病院を増設する改革によって病院が増えた。それに伴う医師不足を補うため、外国の医学部卒業生を研修医として、多数採用した。この傾向はその後数十年間続いたが、アメリカ国籍の医学部卒業生にとっても医師の就業先が飽和状態となった今、外国医学部卒業生がアメリカで卒後研修をするのはきわめて難しくなった。

それでもアイオワ大学外科には毎年何人もの外国人医学生が卒後研修に応募してくる。応募できるのは米国の医師資格試験をパスした者だけに限られる。ニッポンからも毎年のように応募者があるが、なかなか研修生の席が獲得できない。研修医担当の教授に問い合わせてみると、ニッポンの医学生は学力不足であるという返答が返ってきた。

ヨーロッパ各国や南米、南アフリカからの若者たちと比べると、ニッポンの医学生は学習方法に問題がある。医師の仕事の対象は人間であり、各疾患は流動的に変化する。時折々の状況を素早く収集し、これを分析して最良の策を考え出す能力が問われる。ニッポンの若者たちは知識の集積には優れているが、それらを使って病態を判断し対策を考える応用能力が不足していると言われ、がく然とした。これは医学教育のみならず、義務教育にさかのぼったところに問題がある。これを、そのまま放置すれば彼我の差は開く一方である。医学生のレベルを国際水準に戻すには、教育システムを根本から見直すべきだ。

改良すべき点としては、まず、医学部入学を四年制大学卒業生に限ることだ。医師を職業として選ぶ決断は、高校生がするには荷が重すぎる。次に、医学部の教授を増やすことだ。アイオワ大学の医学生と、教授と準教授を合わせた教員数の比は、ほぼ一対一である。これに対し、ニッポンの大学ではその四分の一に満たない。

［１９９９・６］

25 脳死

二律背反に悩む臓器移植

ニッポンでも脳死者からの臓器移植が行われるようになったが、まだ、全国で二百例に満たない。傷んだ臓器を他人様からもらった健全なものと入れ替えるアイデアは、半世紀以上も前に存在した。医者になりたての四十年前、神戸大学の研究室で肺移植実験グループの手伝いをしていたのが、昨日のことのように思い出される。

一九八七年、アイオワ大学に移って間もなく、脳死判定委員に任命され、幾人かの脳死者に死の判定を下した。アイオワ州法は、死の定義を「二人の医師が、死亡と認めた人を死者とみなす」と定めている。この法律は死の判定を規定せずに、個々の医師の判断に任せている。仮に医者二人が謀議して、元気でぴんぴんしている人を死人にしようと思えば、できないことではない。

アイオワ大学病院の内規では、臓器移植に全く関与しない立場にある医師を脳死判定委員に選ぶ。二人の委員は別個に、決められた項目を手順通りにチェックし、それぞれが死と判定した時点で死亡が宣告される。それまで治療に当たってきた医師または医師団は、この宣告に従う。

臓器移植技術の最近の進歩に水を差すわけではないが、脳死の判定をするたびに、心の片隅に納得のいかぬ気持ちが生じて困る。脳死患者のほとんどは、事故の犠牲者だ。救急医療センターのスタッフや脳外科医のチームは、最後の瞬間まで、消えゆく生命を取り戻すために懸命の努力を続ける。その甲斐なく、治療に限界を感じ始めたころ、脳死患者の噂が院内に広まる。

それを察知して、同じ病院の同じ屋根の下で、臓器移植医チームには秘かに招集がかけられる。彼らは院内に待機し、犠牲者の脳死が宣告されるときを待つ。脳外科医も臓器移植医も、同じ外科の医局に属する医師でありながら、片一方は犠牲者の生を願い、もう片方は死を待つ。「まさか、患者の死を望む医者がいるはずがない」と反論もあるが、結論から言うと、臓器移植による治療は、一人の人間の死によって、初めて成り立つ医療なのだ。

その昔、医師という者は、患者が最後の息を引き取り心拍が停まるに至るまで、可能な限りの手を尽くすのが使命という一元説でよかった。医療に従事する者は、事故の根絶が究極の願いだ。だが、事故が根絶すると臓器提供者がなくなり、臓器移植医療は存続できない。

言わんとするところは、臓器移植を否定するものではない。この二律背反を、百年のちに歴史家はどう見るであろう。

二十世紀末の医療は、同じ屋根の下に生命を救わんとする者と、死を願う者が同居していたとでも記述するのではないか。ちなみに、わたしの運転免許証には「死と判定された場合、すべての臓器を提供する」という項目にチェックが入っている。これさえあれば、家族の承諾だの照合だの、うるさい書類上の手続きは一切不要。どこのみ空で果てたとしても、アメリカ国内であれば、わたしの身体に宿る一切の臓器は、誰かの生命を救うのに役立てる仕組みだ。

将来、臓器移植に取って代わるものは開発されないのだろうか？　誰もが答を知りたい質問だ。生体から取り出した組織や細胞を体外で培養再構築し、これを身体に戻して臓器として役立てる方法が、研究開発中である。この技術が実用化した暁には、二律背反に悩むことはなくなるだろう。

26 外科医は手術すればこそ外科医だ

五月初めの二週間は、相棒の準教授ドクターSが、バケーションを取ったので、わたし一人で小児外科をカバーすることになった。パートナーが留守の間は、残った一人が、小児外科の牙城を守りきるのが決まりだ。いささか落ち込み気味であった手術の数が、五月になったとたん爆発的に増え、一週間に予定手術と緊急手術を合わせて三十一例もの手術を、独りでする羽目に陥った。朝七時半から夕方五時までの予定手術を終えても、追加手術が毎日のようにあり、夕食もそこそこに手術場へ逆戻りという日課だった。

小児外科医を少数に保つ理由

「ニッポンの大学病院ですと、どこの科でも医者がごろごろいるのに、なぜアイオワ大学は小児外科医が二人だけなのですか？」

最近見学に来られたニッポンの某医科大学教授の素朴な質問だ。

「皆さんに同じ質問をされます。一年に六百例を超える手術があるのに、小児外科医は二人だけというのにはワケがあるのです」

「ほう、どういうことです？」

「第一に、この国では、小児外科医は探し求めても、なかなか手に入らない貴重な存在なのです。毎年このアメリカとカナダ合わせて、年に三十名しか誕生しないのです。そのワケは、小児外科専門医になるための教程が厳しすぎて、大量生産できないからです。アメリカだけでも小児外科医の求人は、常に八十席以上あるのですが、それに見合う小児外科医の数が足りないのです」

「それなら、小児外科医を増産するように、研修プログラムの内容を変更しないのですか？」

「それがおいそれとできないのです。小児外科医になるためには、二年間に小児外科手術を千二百例、そのうち新生児外科手術を百例経験しないと、専門医試験を受ける資格がないと定められており、これを変えることは小児外科医の質の低下につながります。」

これは大事なハナシだから、ここらで一息入れる。

「もうひとつは経済的な理由です。今は二人で年に六百件、単純計算ではわたしとパートナーの二人が、それぞれ三百件の手術を受け持つことになります。手術の件数が増えないままで小児外科医をもう一人増やして三人にすると、一人当たりの手術件数は二百件に減ります。われわれ外科のスタッフの年俸は、手術料の収入で賄っているので、人数が増えると楽になる代わりに、それぞれの収入は減ってしまいます。それでは困りますから、忙しいのを我慢してでも、現状維持でいこうということになるのです」

もう一息入れると、

「年に二百例の手術というと、米国外科学会が、外科医としての年間最小手術経験例数と定めている数にぎりぎりの線です。外科医と呼ばれる医者は、慣熟度が落ちるのを防ぐため、一年間に一定の数の手術をしないと、病院が手術室に出入りを禁じることがあります。これは、ジャンボジェット機のパイロットが、一ヵ月も休んでコックピットから離れると、再訓練を終了するまで飛ぶことができないのと同じ理屈です。人の命の懸かった仕事という意味では、外科医も同じ。それぞれの外科医の慣熟度を見張る見張り番がいて、それが落ちると赤信号を点されるのです。アメリカで外科医をするのは、ニッポンのように気楽ではないのですよ。ここのところが、ニッポンの大学病院に勤務するドクターの立場と一番の違いです」

医療も実力主義

「なるほど。働かざる者は食うべからずに加えて慣熟度の評価も受けるのですか。厳しいですね。年功序列がまだまだ幅をきかすニッポンの医療界では、想像もつきませんね」

「別の表現をしますと、しっかり働けばその分実入りも多いということです。インセンティブ（実利）に基づいたシステムによって、それぞれが、自らをむち打ちながら、前進するように仕組まれているのです」

「ニッポンでも、最近は親方日の丸と嘯《うそぶ》きながら、働きもせず月給をもらっている輩は住み難くなってきました。しかし、アメリカほど厳しくはありません。時代の流れとしては、アメリカのような実力主義、実績主義の方向に向かうのでしょうね」

「アメリカの医療システムがすべてよいとは限りませんが、先を歩いているものは何であれ、まず取り込んで試してみるというのが、ニッポン人の思考過程にはありますね。今流行のマネージドケアなど外から見たら医療費削減、合理性のある医療などと言っていますが、内情はと言うと、たとえば患者が医師を選択する場合、加入している保険組織の中の医師以外のドクターに診てもらってはいけない、入院の日数には基準があって、それを越すと、上の方からドクターに命令が来てマネージドケア団体が決めた方針通りの入退院日程にしろと強制される、などという不都合をたくさん抱えているのです。だから、一概にアメリカのシステムが成功しているとは限らないのです」

日米の医療や医学教育のシステムを語り出すと夜の更けるのも忘れて話題は尽きない。今方向転換の曲がり角に来ているニッポンの医療問題には、難解な問題が山積みしていて、全体を変えなければ、部分的解決では解けそうにない。

［1999・4］

27 自治体病院は民営化すべし

十一月中旬、降って湧いたようなチャンスに恵まれ、わずか五日間の短い期間であったが、ニッポンを訪れた。アイオワと比べると暖かく、しかも食べ物の美味しい季節に、広島、姫路、コウベ、そして大阪と、各地の暮れなずむ秋を満喫して、大満悦であった。

コウベでは、ほんの数時間ではあったが、十年前まで勤めた病院を訪れ、元の同僚と旧交を温めた。

「懐かしいねえ。十年前とちっとも変わっていないじゃないの。皆少し顔にしわが増えたり、髪が白くなっているけど。患者さんのケアはどうですか。少しは変わりましたか」

「いいえ。ちっとも。今でも手術の待機患者が五、六百人います」

手術待機患者というのは、診断を受けたあと手術や入院の順番を待っている幼ない病人のことである。

「それではいけないでしょう。県民子弟の治療のために税金で建てた病院でしょうに」

「なにか知恵を貸してくださいよ」

「待機している患者さんがそれだけいるのなら、手術室の数を増やすとか、病院を増築するとか、打つ手はいくらでもありますよ」

「そんな簡単なことができないのが役所です。何年経っても同じことですよ」

今は幹部になっている年配の元同僚があきらめ顔でぼやくのを聞いていると、こちらまで気持ちがめいる。

「病院経営の第一は患者さんへのサービスです。第二に診療の質の維持、そして、第三に病院の健全財政継続、つまり収支のバランスを健全に保つこと。この三つを柱に考えたら、今の問題なんか簡単に解決できると思うけど」

できないのを承知の上で、言うだけは言ってみる。すると、幹部氏は、

「それができればねえ」

と、大きな嘆息をつくのだった。


アイオワ大学病院はアイオワ州の資産だ。アメリカの州とニッポンの自治体を比較するのは、その規模の違いから当然無理と分かっているが、旧友の窮地を目の当たりにしては、ひと言余分な示唆をしてみたくもなる。

大学病院を含めて、アイオワ州内には百余りの州立、郡立、町立の病院が散在している。これらの病院に州や郡などの自治体が関与するのは、土地建物を提供するだけ。後は一切口出しなし。自治体は各病院の、人の増減、診療科の新設廃止、病床や手術室などの増減はもちろん、高価なハイテク機材の購入や増改築を含む一切の経営権を、病院理事会の決断に任せている。収益が上

がれば規模を拡大するのも、職員の給料を上げるのも、病院首脳の自由決裁。一方、赤字になれば職員や科の数を減らし、場合によっては首脳陣の総退陣という厳しい結末となる。

自治体が関与するのは、病院の住民に対するサービスのみ。医療内容の質が低下した場合には、病院は厳しい監査を受けることになる。こうしたスタイルの病院経営が実施されると、経営を預かる者にとってはまさに背水の陣だ。ニッポンではまだなじみの少ない、病院管理学修士課程修了者という専門家を、経営首脳陣に雇い入れ、万全の体制を敷いて、本物の住民サービスを目標にした病院経営に取り組む。病院経営上のすべての情報は、ドクターやナース、検査技師から給食係の人にまで、包み隠さず伝えられる。情報公開により、職員の一人ひとりが病院を甦らせるための動機を分かち合う。

ニッポンの自治体病院の実態はこれと比べると、ちょうどＪＲに移管する前の国鉄のような気がする。医療の現場を知らない人間が現場を動かす実権を握っているから、患者のニーズが分からない。第一線に立つドクターやナースが、患者から「手術はまだか」「入院はさせてくれないのか」と矢の催促を受けても、決定権を持たないスタッフには、自信と責任を持った言葉が返せない。今度の訪問で、十年前に芽生えつつあった現場の人々の無力感が、哀れを誘うほど増強している印象を持った。

アイオワ大学病院では、病室が満員で急患が入院できない（こんな事態は過去五十年間に一度もあったためしがない）場合には、病院管理の責任者が夜中であっても病院に出てきて、予備の病室を開いてナースを招集し、患者が入院できるように采配する。手術待機患者が何百人もいるという異常事態を、何年間も放置している病院は、アメリカでは存続できない。アメリカだけでなく、少なくとも文明国であるならば、あってはならぬ重大事なのだ。

国鉄や電々公社が民営化したのに倣って、自治体病院もいっそ経営権を民間の団体に委譲してみてはどうであろう。ちょうど郵政民営化を成し遂げた総理大臣が勇退し、国民から絶大な支持を得た構造改革、民営化路線も、セカンドラウンドに入りかけている。創立以来三十年間、一度もペンキが塗り替えられたことのない医局の煤けた壁を見ていると、今はもう他所様の出来事とはいえ、無性に腹が立つ。手術の順番が来るのを、何ヵ月も辛抱強く待っている人たちや、診療内容の向上に長年の夢を託し続けて、実らぬまま疲れ果てた旧友のドクターたちを、見捨てるわけにはいかぬ。

［1996・12］

28 救急医療センター

『ER』の世界

「わっ。まるでテレビの『ＥＲ』にそっくりですね」

ニッポンから見学に訪れた医学生が、救急医療センターを見て真っ先に発した第一声がこれだ。

「ホンモノのＥＲを見て、テレビの『ＥＲ』にそっくりはないだろう。テレビの『ＥＲ』はフィクションだけど、正確な考証で作ってあるから、ときにはホンモノよりもっと本物らしく見えることもあるがね」

『ＥＲ』は救急外来のことだ。エマージェンシールームの頭文字のＥとＲを連ねて造った略語を呼び名に使っている。アメリカの病院のスタッフは、日常の会話にこうした略語を頻繁に使うから、普通の人が聞くと、何を話しているのかさっぱり分からない。意図して使うワケではないが、長い言葉を連ねると危急の場合に間に合わないからこうなる。

テレビ番組の『ＥＲ』は、シカゴ市内のある病院の救急外来を背景に想定し、その中に見られるさまざまな人間模様を描いた人気テレビ番組である。ストーリーの組み立て、道具、登場人物の考証が正確だから、実際の救急外来よりホンモノらしく見える。

ホンモノのERで、現実の急病患者の治療に当たると、ここに運び込まれてくる人々の背景にある悲哀、激憤、慟哭、喜悦、感動、失意などが入り混じって、まるで人生の縮図を見ているようだ。そんな外科医の想いを知ってか知らずか、今日もアイオワ大学病院の救急ヘリコプターは、爆音とともに、屋上ヘリポートを飛び立ち、現場を目指して急行する。


アイオワ大学救急医療センター（ER）には、一年間に二万五千人の急病患者が訪れる。アイオワシティ周辺の人口はたかだか十万人であるから、二万五千人というと、住民四人に一人が急病にかかったという計算になる。どんなに激しい戦場でも二五パーセントの犠牲者を出すことは少ない。ましてや全米一教育レベルが高く、犯罪が少なく、平和でおだやかなアイオワシティでこんなことが起こるはずがない。二万五千人のほとんどは、州内外の他の医療センターで初期治療を受けたのち、大学病院の高度医療を求めて転送されてきた患者である。だから、ERで治療を受ける患者の重症度はきわめて高い。ERで診た患者の三人に一人が入院するというデータを見ても、いかに重症例が多数を占めているかが分かる。ERを通して入院する患者は一年間に七千人だ。そのうち、千人は交通事故などで生命に関わる重い外傷の犠牲者だ。

ERには常時使える治療室が二十室ある。ここには二十四時間絶えることなく、三十名のスタッフが待機している。たとえば、十人以上の救急患者が同時に運ばれてきても、全員を治療する余裕がある。三室は外傷治療の設備を備えていて、必要な場合には、手術室として即使用することができる。ＥＲには入院病室はない。だから入院が必要な患者は、すべて各科病棟に入院し、集中治療室で専門家チームによる治療を受ける。

手術を急ぐ患者は、ＥＲから手術室が三十四あるメインの手術場（ＯＲ）に直行する。ＯＲにはつねに即応できる予備室が数室、リザーブしてある。緊急手術で人手が要るようなら、オンコール要員を自宅から呼び出して対処させる。

ユニークなところは、複数の緊急患者が発生した場合を想定し、各部門に予備の機能が、初めから組み込まれていることだ。たとえば近くのハイウエーでバスが衝突事故を起こし、一度に三十人もの人が負傷したとする。事故は直ちに病院の責任者に通報され、予備の病室や手術室を起動し、ケアに当たる麻酔医、外科医、集中治療医、ナースなどのマンパワーを短時間のうちに、呼集調達する危機対策ができ上がっている。だから、永年勤めているスタッフは、過去何十年もの間、アイオワ大学病院では、緊急患者の入院を断ったことは一度もないと誇らしげに言う。

考えてみれば、病院というものはかくあるべきではないのか。急病人に即応できないことは、病院の任務を放棄しているに等しい。

手術室や集中治療室の予備を、いつでも使える体制に維持するためには、莫大な費用がかかる。病院の経営担当スタッフは、コストの切りつめによって、入院料を一ドルでも安くするのを至上課題としている。これを怠ってほかの病院とコストダウンの競争に勝つ方法はない。州立の大学病院といえども、親方星条旗とうそぶくことは許されない。コストを切りつめていくと、安価なサービスに偏寄り、重症患者に十分な治療ができなくなる。それでは困るので、しっかりしたお目付役が作られている。

アメリカには、病院やクリニック、健康保険団体の事業内容を定期的に監査し、評価を下す仕事を専門にしている医療施設合同監査機構（ＪＣＡＨＯ）と呼ばれる民間団体がある。病院はこのＪＣＡＨＯの監査に合格しなくても事業継続はできるが、医療保険会社に診療報酬を請求しても支払いを受けることができない。診療報酬の支払いを止められると、病院は収入の途を絶たれて、経営が成り立たなくなるから、自然廃業に追い込まれる。この監査システムはアメリカ政府や州政府による許認可ではなく、医師会を主体とした医師団体に任されているのが厚生労働省に仕切られているニッポンの医療界と違うところだ。市場原理によって、水準の低い病院が淘汰され、良質な医療サービスが護られる仕組みになっているのだ。

アイオワ大学救急医療センターには、八名の救急医学の専門医資格を取ったスタッフが交代で二十四時間を常駐している。専門医スタッフ、救急医学科の研修医のほかに、内科、外科、小児科、家庭医学科などの研修医が救急医療を学ぶため、一～二ヵ月の交代で詰めている。それに加えて、救急救命士、限定医療行為の特別研修を受けた臨床看護士、一般ナース、事務員など、合わせて三十名以上の人たちが、二十四時間を通して常在している。

救急医療センターのスタッフとは別個に、救急ヘリコプターのパイロットとフライトナースと呼ぶ専門ナースも二十四時間体制でスタンバイしている。救急ヘリのオペレーションは、大学病院内に設置したディスパッチャーと呼ぶコントロールセンターが当たる。一日二交代のディスパッチャーは、一年間に一千回以上も救急ヘリを発進させる。ＥＲの一角に設置されたコントロールセンターでは、当番のディスパッチャーが四六時中、レーダースクリーンを睨んでいる。ヘリは大学病院所属の機材であり、パイロットもディスパッチャーも大学病院の職員である。

急病人は一人残らず救え

おそらくこれほどのマンパワー、装備、設備を持つ救急医療センターは世界に何十とはないだろう。これだけ各種の専門家を配置し、機能を維持するには、莫大なランニングコストがかかる。アイオワ大学病院救急医療センターの設立は、「アイオワ州の急病人は一人も死なせてはならない」という理念から出発した。州内の急病人を一人も死なせないためには、どのような水準、容量、機能を持つ救急医療センターにすれば適当かを決め、次いで総予算はいくらになるかという順で検討したそうだ。

これを聞いて、想いをニッポンに馳せると、こうした企画が行われる場合、最初に予算枠が決められ、それに合わせて企画するから、半端な機能を持つものしかできない。まさに安物買いのゼニ失いだ。

まず、理念を置き、企画を立て、予算を最後の後回しにするという方法論で企画したアイオワ大学の救急医療センターは、開所以来十数年かけて今の姿になった。今後さらに五〜十年かけて、時代の要求に添うセンターに仕上げる途中である。

救急患者はお荷物

一九七三年、小児外科の研修を受けたボストンのメディカルセンターには、救急外来はあったが常勤の救急医療専門医は存在していなかった。各科のスタッフが、緊急に運ばれてきた救急患者の治療に当たっていた。

急病や事故は、元気でいた人が突然発症したり巻き込まれたりという性格を持つ。時間内に適正な治療が行われれば助かるが、手遅れや医師の不慣れにより、生命を失う結果を招く。大切な生命を扱う分野であるのに救急医療という専門分野がなくてよいのかという声が沸き起こり、二年もたたないうちに、救急医療科が独立し、専門医の養成が始まった。

そのころ、ニッポンの大学医学部で救急医療を教える講座はなかった。救急外来を訪れる患者は、各科の〝お荷物〟として扱われていた。

アメリカでも三十年前までは、救急患者の診療は専ら研修医の担当であった。救急患者に限らず、病人が研修医だけの診療の対象にされてよいわけはない。病人は普通の市民である。普通の市民が急病に際し、まだ学習中の研修医にしか診てもらえぬという不条理は放置できない。市民であるすべての病人は、研修を修了した専門の医師によって治療を受ける権利を持つ。こういう意見が社会の賛同を受け、今では救急患者のすべてを、専門医が責任を持って診るようになった。実に喜ばしい。診てくれるなら、医者でありさえすればよい、という時代は過ぎ去ったのだ。

ところが、ニッポンでは、今だに救急外来は若い研修医の修練場とみなされている。重病人を治療する救急外来には経験を積んだ専門医がいて、初めて救急救命の任務を全うできる。この事実は、日ごろ、救急患者の搬送に携わっている救急救命士が一番よく知るところだ。分秒を争って搬送した救急患者も、治療に当たる医師あるいは医療チームがしっかりしていなければ、救急車出動の意味はない。日本各地には、優れた専門スタッフを擁する救急医療センターがいくつか誕生した。だが、ニッポン中の「急病人を一人残らず救う」ためには、数が足りない。救急医療の充実は二十一世紀に残された、ニッポン医療の重要な課題である。

ニッポンの救急医療の現況は、初めてニッポン旅行に出かけるアメリカンの若者と、ニッポン医療をよく識っている米国人医師の会話が如実に物語る。

急病人はハワイまで戻れ

「ニッポンを旅行中に急病にかかったら、どうすればいいか教えてください」

初めてニッポンを訪れる若者の質問に答えて日く、

「まず空港に電話して、どこの航空会社でもいいから一番早くホノルルに出発する便に、座席を予約する。ホノルルには、七時間あれば戻れる。この間は苦痛を我慢し、ホノルル空港に着いたら救急車で市内の救急医療センターに直行する。そこには救急医療の資格を持つ専門医が常駐していて診てくれるから、死ぬチャンスは少ない……」

なんとも挑戦的なコメントではあるが、当を得ているふしもある。

「ニッポンの救急医療センターは、設備完備と広報にうたっているが、専門医資格を持つドクターが常勤しているかどうか分からない。アメリカの患者は、病院を訪れる前に『お宅の病院には○○医療の専門医がいますか』と必ず電話で尋ねるのが常識だ。ところが、ニッポンで同じことをすると、電話に出た病院の職員は、なんと失礼な患者だ、無礼者めと受けとめ、患者を受け付けない場合もある。だから言葉に気遣いが要る」

「急病人がそんな気遣いをしないと診てもらえないなんて不可解です」

「ニッポンでは、医学部出たての研修医の手にかかるか、経験を積んだ一人前のドクターに診てもらえるかは、ロシアンルーレットのようなものなんだよ。研修医に当たったあとで、嘆いてみても手遅れだ。だから、ニッポンで急病になったら、なんとしてでも、ハワイまで戻ってくることだ」

腹は立つだろうが、これが知日米国人医師の当を得た助言だ。あなた、どうお考えです?

［2000・5］

29 オペの謝礼はタンカー一杯の石油

「センセに御紹介いただだいたおかげで、手術をして下さった外科の先生には本当によくしていただきました。悪いところはきれいに全部取れたそうです。手術後の経過も順調で、主人ともどもなんとお礼申し上げてよいやら分かりません。ありがとうございました」

「それはようございました。お役に立てて、嬉しいです」

ニッポンに住んでいる女性からの電話は、嬉しいニュースだった。一月ほど前、御亭主がガンと診断され、手術が必要と知らされたこの女性、外科医のウデにはピンからキリまでの大差ありと、友人に吹き込まれて仰天した。ならばなんとしてでも御亭主の命は、手術の名人の手に委ねたいと思ったが、誰が名手か皆目分からない。「センセ、助けてちょうだい」と連絡してきたのは、半月ほど前のことだった。

早速、ニッポン国中に張り巡らせたKen'sシンジケートに情報を流して、ガン手術の名手を見つけてもらった。名手の手術によって、亭主の手術は大成功、今回無事退院の運びと相成ったワケだ。

「つかぬことをお伺いしますが、手術して下さった先生にはいかほどお包みしたらよろしいでしょう。センセにこんなことまでお尋ねするのは気が引けてなりませんが……」

「最近のニッポンの相場には、疎いものですから、これだけはお役に立ちそうもありませんな。一度婦長さんに相談してみられたらいかがです」

「先日尋ねてみたのですが、ここは公立の病院だから職員は患者からの謝礼は一切受け取ることはできないと、にべもないお返事でした。だから、思い余ってセンセに電話したのです。助けて頂戴」

相手の切羽詰まった気持ちが受話器を通して伝わってくる。

「愛するダーリンの、大切な命を取り戻してくれた御仁に御礼をしたいというわたしの気持ちを察してください。公立だの規則だの言われても、これはわたしの気持ちの問題ですから、なんとしてでもお礼します」

「それほど決意なさっているのでしたら、お気の済むように包むなりなんなりして、それこそドクターのお宅へ届けられたらいかがですか」

「それも考えましたが、お宅の住所が分かりませんの」

「なーに、インターネットで調べれば、あっという間ですよ」

「なるほど。そういう手がございましたわね。ありがとうございました」

込み入った電話の会話はようやく終わった。

贈答王国ニッポン

ニッポンは世界で一、二を争う贈答社会である。誕生、七・五・三、入園、入学、卒業、入社、結婚、出産、新築、還暦に快気祝いと続いて、最後はお悔やみの香典で一生を閉じる。ことあるごと、渡す方ももらう方も、熨斗紙《のしがみ》の包みと縁は切れない。そのほかにも、お年玉に盆暮れの付け届け、旅行をすれば餞別に土産、変わったところでは〝別荘〟からの出所祝やゴルフのホールインワンの祝い事などもある。そんな贈答社会の真っ只中にいて、この世で一番大事なダーリンの命を助けてくれた人に礼を尽くさずに、どうして生きていけよう。くだんの女性の心情は、解するに余りある。

医者が病人を治す術《すべ》の基本は知と技と心である。知は身体の仕組みや働き、病気の本体や治療方法などの知識だ。技は言うまでもなく手術に代表される治療技術だ。心は病人を思いやる気持ち。この三つが備わって、医の根幹をなす。それゆえ医学部では六年間に知を学び、卒後の研修期間には技を磨く。心は人間として成長速度の著しい二十歳代、師から教わり、書に学ぶことで身に備わる。だが、診療の実際は知と技によって遂行される。それぞれの医師の持つ知と技は、個々が育て培ったものである。だが、ニッポンの世間一般には、このことが十分理解されていない。多額の学費を払い、長年の年月、忍耐と努力を重ねて培われた知と技に価値をつけようとしない。知も技もまるで空気のように扱って平然としている。

通常のビジネスでは、無償のものには品質保証はつかない。無料サービスに責任を問うことはできない。なんと馬鹿な、健康保険に手術料という項目があるではないかという御仁に識ってもらいたい。ニッポンの健康保険では、手術料の点数は手術に要する材料や器具や、光熱費、看護婦の人件費などを基礎に算出されていて、どこにも、知や技、ましてや心の評価は、含まれていないのだ。

公務員医師は、知や技にかかわらず、卒後年数を基準に算出する方法で決められた額を、毎月給与として受け取らされている。給料の額には、当人の知や技の優劣は、一切勘案されていないのだ。天下に聞こえた名医と言われる公務員医師のもとには患者が、門前市をなすほど押し寄せる。その結果、名医は同僚の倍も三倍も働く羽目になるが、月給は上がらない。これは質によって価値が変動する市場原理の自由経済に逆行する古典的共産主義から生まれた発想ではないのか。調べてみるとG7に参加する経済大国の中で、医師の知技に対する金銭的評価を否定した医療経済を容認している国はニッポンのみ。他の国では形式に多少違いはあれども、医師のウデはきちんと評価され報恩される仕組みになっている。

医師たる者はすべからく博愛の精神を持ち、日夜の知技の研鑽を忘れず、全体に奉仕せねばならぬ。それは当然のことであるが、だからといって知技をタダ扱いするのは間違いだ。

ニッポンのマスコミは何かというと飲んだくれの〝赤ひげ〟を医者の鑑にまつり上げ、貧しく病める人の救済に尽くしたと褒め上げる。むかしニッポンが貧乏のドン底にあった時代には、〝赤ひげ〟も評価価値があったろう。だが今の時代、飲んだくれの医者に優れた知技を期待する人はいない。患者を無料で診ることは、当時では美談だったろうが、カネを取るほどのウデもなかっっている。

たという解釈も成り立つ。今の人間なら、タダのものほど質の悪いものはないと、子どもでも知

医師はタレント?

アメリカでは百年も前に、医者に知と技の無償提供を求めることのの愚を悟り、知と技は有価のものとした。すなわち医者は診断、治療、手術に対する〝謝礼〟すなわち〝技術料〟のみを唯一の収入源とする生業となった。この伝統は今も続いている。

アイオワ大学病院に勤める外科医は、病院の常勤スタッフという立場にありながら、給料の一セントたりとも病院から貰っていない。病院の常勤医だから、院内にオフィスを持って当然だ。ところが、このオフィスは、病院が無償で提供してくれるものではない。オフィスには一平米当たり何ドルと家賃を請求される。病院が医者からカネを取るのは、家賃だけではない。クルマの駐車場代金、オフィスの光熱費、電話代、ケーブル代も取る。

驚くべきは、病院の外来で患者を診察すると、使用した部屋数と時間当たりの請求書を医者に送ってくる。ニッポンの病院で医者にこんな扱いをしたら、あすから医者の一人もいない病院になって、閉院の憂き目に追い込まれよう。

医師がオフィスや電話の使用料を病院に徴収されるのは、丁度デパートに入っているテナントのような存在だからだ。大学病院の医師が、外来で患者を診て手術をし、入院中は毎日回診する

と、その医療行為に相当する診療報酬は、患者の保険会社から診察料、手術料、回診料として、直接、医師個人に支払われる。これをそのまま自分の収入とするのが開業医だ。診療報酬を全額、外科の〝医局〟（デパートメント）に収めて、共益費、オフィスや外来の使用料、光熱費、秘書やアシスタントの人件費などを医局から支払い、残りを給与として受け取るのが大学病院のスタッフだ。

分かりやすく言うと、医師と〝医局〟の関係は、ちょうどタレントと所属事務所の関係にある。タレントである医者の収入はすべて事務所が掌握采配する。病院は劇場やテレビ局と思えばいい。人気のあるタレントすなわちウデの立つ医者は、高いギャラすなわち手術代を取る。スーパースターつまり名前の売れた外科医は稼ぎが多い。だから、事務所すなわち〝医局〟は大事にしてくれる。

わたしはこの仕組みを〝医・院分業〟と呼んできた。医・院分業だと〝謝礼〟の多少によって個々の医師の収入も増減する。親切で適正な診療が直接本人の収入増につながるのだから、ドクターたちは必然的に患者に優しく、正直に、よい診療、よい手術をするようになる。まるで鼻づらにニンジンをぶら下げられて走る馬のようなものであるが、それが人間。こうした仕組みをインセンティヴプラン（利得プラン）と呼ぶ。それぞれの知と技の成果が直接当の本人の利得とつながっているからだ。

このシステムのよいところは、医者が患者の入院期間を故意に引き延ばしたり、不要な検査を数多くしたり、薬や点滴を大量に使っても、全く自分の利益にならないことだ。病院がもうかるだけで、医者の懐は全く温まらない。今ニッポンで問題になっている薬漬け、検査漬けという非人間的な劣悪医療を一掃するには、医・院分業を実施するのが一番効果的だろう。

ニッポンでは、「医者ともあろうものが病院の収益のために医療を歪めるような、そんな悪いことをするはずがない」という絶望的な性善説が横行している。太平洋のこちら側から眺めると、性善説の鎧のような楽観論である。人は放置すればすべて私利に向かって駆ける生きものという性悪説が支配するアメリカでは、それぞれの利得と懲罰を上手く組み合わせ、全体が前に進む仕組みを造り上げている。

国公立病院の医者だから謝礼を受け取ってはならぬという規則を振りかざす前に、謝礼は患者にも医者にも自然にあるべきものという観点から考えてみたらどうだろう。「規則が人に合わないなら、規則の方を変えればいい」だけのことだ。

オペの謝礼はタンカー一杯の石油

まだニッポンの病院に勤めていたころの話だ。ある日の夕方、医局で仕事をしていると、乳児を抱いた異国の男が予約もなしにひょっこり入ってきた。

「あんたがドクターキムラか。この子を手術してくれ」と言う。

肝臓でできた胆汁を集めて十二指腸に流す胆管という管が閉鎖したまま生まれてくる胆道閉鎖

症の子どもの手術は、東北大学の葛西森夫教授によって開発された。この子の生まれたインドネシアでは、それ以前にカサイ手術が成功した例はなかった。この事実を知った父親は、「なんとしてでも娘の命を救いたい。世界のどこにでも連れていくから、エキスパートの外科医を紹介してくれ」と主治医からわたしの名前を聞き出して、飛んできたというわけだ。

この病気は生後九〇日までに手術が成功しないと、肝臓障害が進行して治るチャンスは激減する。年齢を尋ねてみると、すでに生後六ヵ月。患児も父親もそして外科医のわたしも、みんながわずかなチャンスに賭けた手術は奇跡的に成功し、黄疸の消えた子どもは驚喜する父母とともに、故国へと帰っていった。

それからしばらくして、父親から手術の礼をしたいという連絡があった。

ニッポン国の公務員法やら服務規定やらを説明し、謝礼は受け取ることはできぬと言っても、ひるむ相手ではない。ＯＰＥＣに属する国で石油に深く関わっているこの御仁、「謝礼が御法度ならこうしましょう。ドクター、あなたは今日から小児外科医のほかにわたしの会社に雇われた石油のビジネスマンという第二の職業を持つ。ニッポンで原油のスポット買いのバイヤーを見つけるのがあなたの仕事です。商談成立してタンカーがニッポンに原油を陸揚げできたら、利益の半分がビジネスの報酬という条件でいかがです？」

報酬を、冗談半分に計算してみると、軽く見積もっても家一軒分どころではない。謝礼にしてはちと多すぎるのではないか。トウキョウの銀行に勤める従弟に尋ねてみると、「石油のビジネスにシロウトが足を突っ込んではだめだ。世界のオイルビジネスはセブンスターズと呼ぶ七つの会社がきっちりシマ割りをしているのだ。下手すると生命がヤバいぜ」と脅された。人の生命を助けて自分の生命を失っては元も子もない。申し出は丁重に断わったが、そのまま引き下がる相手ではない。

「ドクター、今は一時休止にしますが、これは生涯有効の取引ということにしておきましょう」ということで決着し、今日に至っている。二十数年を経た今、この子はロンドン大学に学ぶ大学院生。五ヵ国語を自在に操る優等生だ。石油が高騰した今は、公立病院を辞めてアメリカに住むわたしにとって絶好のビジネスチャンス。どなたか、タンカー一杯の石油を買って下さる御仁はおられませぬか。

［２００１・９］

30 ニッポンの入試は正確至上主義

衛星を通じて毎日送られてくるＮＨＫのニュースを観ていると、山形、富山に続いて金沢大学の入学試験結果の判定にミスがあったと報じられた。いずれも国立大学で、過去数年の間に点数を計算するコンピュータのプログラムに誤りがあり、選択した科目の得点が加算されなかったために、特定グループの受験生が不合格になったという。

ニュースの画面では学長以下幹部職員がテレビに向かって深々と頭を垂れて詫びる姿が映された。幹部の一人はインタビューに答え、本来合格であったのに不合格となった受験生宅を訪れ大学側のミスを詫びて、金銭的な損失に対してはこれを償うつもりであると述べた。また、元受験生が望むなら、大学に入学してもらうよう対応するとも言う。画面を観ていて思わず込み上げてくる嫌悪感を押さえきれなかった。報道によると、コンピュータの点数計算が誤った採点をする可能性があるかどうかの吟味が十分でなかったのが、詫びや償いのもととなるミスを生じたのだそうだ。例によって、学内に対策委員会を設けて再びこのようなミスが起きないように検討していきたいという常套句も聞かされた。

正確であれば正義？

コンピュータのプログラミングはもともと人間がしたものだから間違いがあって当然だと開き直って何が悪いのかと思う。教育は商取引ではない。過失を金銭で償うのが正当なのだろうか。学長や幹部スタッフがカメラに向かって頭を下げるシーンを見て嫌悪感を持ったのは、国が違うとはいうものの、大学に教職を持つ人間として、耐え難い気持ちを覚えたからだ。

技術を誇るニッポンの大学のことであるから、ミスを犯しようもない完璧なプログラムを作り上げ、天地に誓って公正な点数計算方法を開発することだろう。だが、大学で学ぶ機会を与えるべき人間かどうかをただすのに、試験で獲得した点数の多少だけで選別してよいのか。こうした本質に関わる疑問を提起しなくてよいのか。こう思い出すと気がかりで仕方がない。胸につかえた気持ちは失せぬまま残っている。

ニッポンの社会は公正を基盤に成り立っている和の社会である。公正は読んで字のごとく、公《おおやけ》に正しいと認められれば良しとする。公に正しくあるためには私心によって左右されてはならない。私心を排除し公正であるためには、老若賢愚一切合切含めた万人に解される評価方法が用いられなくてはならない。それには点数による評価以外にない。公正を至上とする社会にあっては、人を選別するに当たっても、数値で量的に測れるもの以外をもってしてはならない。

だが、大学教育はそれでいいのか？

公正よりも大事なものがある

大学は次代を背負う人間を養成する場所である。大学で身につけるべきことには、専門知識や技術のほかに、人間としての知性、品性をそなえた教養がある。ならば大学で学ぶ資格のある人間を選ぶには、これらの項目も評価に含めるべきではないのか。ところが知性、品性、教養は量として測り、数字で表現することは不可能だ。どうしてもせよというなら評価する人間の私心に照らし合わせて良否を決める以外にない。私心が入ると客観性を欠くから、その制定は万人に理解される公正さに反するのだ。この期に及んでニッポンの大学はというよりむしろ社会は、大学生の知性、品性、教養の評価を捨てて公正の方を選んだ。結果、点数かせぎの技術向上学校としての学習塾が大流行。技術に長けた人間を上から順に並べて、大学入学を許すというシステムができ上がった。常識や品格や教養というものは、入試で問う問われないにかかわらず、普通の人間の徳として身につけるべきものだ。技術大国ニッポンの効率至上主義が支配する中では、損にも得にもならぬことは一切省いたほうが理にかなう。かくして、知性、品性、教養を欠いていても、点数獲得技能に長じた人間が大きな顔で大学に入るようになった。

知性、品性、人格はおいてきぼり

経済成長が右肩上がりで一直線に進んでいた時代には、優れた技能者が求められた。ニッポンの産業社会ではあれこれ懐疑せず、技術のみに長けた大学卒業生が、「高度教育を受けた良質なマンパワー」としてもてはやされた。「マンパワー」という言葉の意味は、集合人間の持つ力である。個人の力量を表現する言葉ではない。束ねてなんぼの値段をつけるときに使う表現である。知ってか知らずか、「どや、ニッポンはスゴイやろ。アメリカみたいに同じ大卒者でもピンからキリまで大差があるのとはわけが違う。均質のマンパワーやで……。これがニッポンの底力や」とはしゃいでいたのが、つい昨日のことのようだ。

教養を欠いた社会の行く末

知性、品性、教養を選別の項目から外した結果何が起こったか。大学は終えたけど、習ったことを自分の身を置く社会とどう結びつけてよいやら分からない。無気質な点数獲得術に長けていても、それぞれそのときの相手に応じて臨機応変の対応を迫られる対人関係に直面すると、「ママ、ボクどうしていいのか分かんない」と隠れるスカートの蔭が欲しい。こんな未熟人間を大学から追放することもままならず、四年経ったら仕方なしに卒業させて社会にひり出す。卒業証書一枚を手渡し、さあこれからは一人で生きてごらんと言っても渡る世間は鬼だらけ。かくて、「ヒキコモリ族」と呼ばれる隠遁生活者や、「フリーター」と呼ぶ浮草稼業につく者が数百万に達するに至った。

あれもこれも、「公正」を隠れみのに、大学人が果たすべき義務と取るべき責任を放棄して、

「公」の支配に下ってしまったからだ。テレビに向かって頭を垂れる前に、「当大学では、わずかな点数の加算・不加算で若者の人生が左右されるという世俗の愚かしさと今日限りきっぱり縁を切り、今後は入学志望者の一人ひとりを、われわれ大学人が責任を持って、吟味、選別することにします」と言って欲しかった。そうすれば、胸につかえた気持ちも一気に解消されただろうに。

アメリカの大学入学選抜方法

「アメリカの大学はニッポンのように受験生を一堂に集め、同じ試験問題を回答させその点数の多かった者に入学を許すという方法は断じて取りません」

「ほう。ではどんな方法で?」

Y氏は柔らかく問い返してくれる。

「高校二年目になると、全米各地で年に何度か行われる標準学力テスト(SAT)を受けることができます。大学進学を目指す生徒はまず、このテストを受けます」

「それはニッポンで行われている足切り試験のようなものですか?」

「ニッポンの足切り試験というのを知らないのでなんとも言えません。SATは年に何度も受けられる、受けるたび問題が違う、実施する団体がテストをビジネスとする会社であるというのがニッポンの足切り試験と違う点でしょう」

SATは英語と数学の学力テストである。そのテストの結果(スコア)を入学許可にどれくららいの比重で評価するかは各大学の方針による。志望者の集中する名門校などで学力優秀な学生を集めたいという大学では、ＳＡＴスコアに下限を設定して独自の足切りをする。だが、ＳＡＴのスコアがよければそれで入学が許されるとは限らない。

進学志望者は、高校三年間の各科目の成績表、担当教師の推薦状、それに本人の書いた将来を展望する作文を添えた願書一式をいくつもの大学に提出する。成績表には学期毎のクラスでの成績順が記される。だんだん順位が上がってくる右肩上がりが好まれるのは言うまでもない。

担当教師は推薦状にその若者の人間としての長所短所を正直に書く。嘘を書くと次の年からその高校からの進学志望者への門戸が狭くなる可能性がある。クラブ活動や地域社会への奉仕活動など、生活に密着した観察から若者の人間としての将来性を展望する推薦状がもらえたら文句なしである。

大学に入りたい高校生が一番頭を悩ますのがステートメントと呼ぶ自薦の作文である。この作文では、自分の能力、特技、人間性をきちんと自覚し、将来に実現性のある目標を持っているか否かが問われる。アメリカ社会では自分を売り込む才能が重視される。作文を誰かに手伝ってもらったり、他所から借りてきた文章で飾り立てても、一度面接すればこうした小細工は一目で見抜かれる。

願書一式は入学の半年以上も前に受け付け、何ヵ月もかけて吟味する。こうした方法で選ぶ場合、新人生の定員は厳密に設定のしようがない。入学直前になって他大学に振り替えたり、その他の理由で入学を辞退する者が続出するからだ。高校を優等の成績で卒業した者は、各大学で入学許可と同時にもらえる各種奨学金を漁る。いくつもの大学に入学を許可された優秀な学生が、条件のよい奨学金のある大学に流れていくのは当然のことである。それゆえ、入学を許可する側では柔軟、寛容な姿勢が求められる。

「しかし、それは収拾がつかない大混乱を招くでしょう。推薦状の書き方や本人の作文で、ひとつ間違うと一生棒に振ることになりますから、これは公正とはいえません。子どもの受験に注ぎ込んだ大金をどう償ってくれるかと訴訟問題も出てくるでしょう。どこから見てもニッポンの社会にはそんなアメリカ式の選択方法はなじみませんな」

Y氏はビジネスマンの見地から鋭く切り込んでくる。

「ニッポンは公正が支配しますが、それと対照的に、アメリカは神が支配する社会です。二十一世紀の今も変わりません。神によって誤ちを犯すものとして作られた人間だから、ミスはあって当然。それを許す寛容さをもってよしとする社会です。だから、大学には全員入学させる。その代わり、毎週試験地獄が仕掛けてありますから、面白半分に入学した者は、最初の一学期でドサッと落ちこぼれてしまいます。この地獄を耐え抜いた者のみが、社会に出て一人立ちするという仕組みです。公正一途のニッポンと寛容のアメリカ、さてどちらに軍配が上がりますやら……」

［2001・7］

31 再び「入試」について

アメリカの大学に入学試験はないと書いたら、あちこちから問い合わせが来た。中で一番傑作だったのは、「入試のない大学だったらどこでもいい。ボク、アメリカの大学に入りたい」だった。この一言、今のニッポンの世相を映しているゆえ、傑作としたのである。受験生もその家族もメディア率いる世間一般も、大学に入学することにちと重きを置きすぎているのではないか。だからこそ、入試方法にミスがあったからといって目くじら立てる。結果入学できなくて生じた損害を金銭で償えという者が出てきたり、学長以下スタッフの重鎮が辞任したりする。これで果たして問題は解決するのかと問いたい。

大学の理念

大学は次の世代を背負う人間を育てるところである。育み鍛えて社会に出すことこそ、大学の使命である。この使命は、入学した者の中から、一定の水準に達した者を卒業させることによって全うされる。こう考えると、入学と卒業のどちらに重きを置くべきか自明である。入学してくる者は、玉にたとえると磨かれる前の素材である。磨いてみなければ、玉になるか、単なる石ころに終わるかは分からない。社会が求めているのは玉であって、素材のままの原石や、磨いて光らぬままの石ころではない。原石の中から光る石を選び、磨いて社会に出す。これがすべての大学に共通する理念だ。

入学させたあとで選別

アメリカの大学はこの理念に忠実だ。先に述べたように、アメリカの大学は高校の成績、学力標準テスト（ＳＡＴ）のスコア、内申書、将来展望作文をもとに評価選別した学生を入学させる。全米に二千余りある四年制の大学のうち三百校は、学力標準テストを選別の項から外している。ニッポンの省令一下、全国一斉というスタイルを好まないアメリカでは、選別方法や入学者の下限設定は各大学の決断事項である。二千校もあれば、どんなに出来が悪くとも高校を卒業さえすればどこかの大学に入学はできる。受験料、入学金、一時納入金など一切なし。九月に始まる一学期の授業料を前払いすれば、即授業を受けられる。入学後の二年間は、将来専攻する学部に関係なく全員がリベラルアートと呼ばれる教養課程で一般教養を学ぶ。無数にある科目の中から、理科系志望の者は当然サイエンスを中心に、文科系に進む者はそれに適した科目を選択する。

大学生活は宿題地獄

入試はないが、ここからが勝負なのだ。授業は一クラス二十人程度。教師は出席者全員と目線を合わせながらイヤになるほど質問を浴びせる。ニッポンの大学のように百人以上を大講堂に容れて、マイクを使って一方通行の講演をするのを授業とは言わない。授業の終わりには当然宿題が出る。それも一晩のうちに五十ページ、百ページ読んでこいというのは日常的。学生が二万五千人も住んでいる街ながら、週末以外のたそがれどき、盛り場にたむろする学生をほとんど見かけないのは宿題地獄に苦しめられているからなのだ。

過酷学部進学レース

アメリカには受験地獄がない代わり、大学入学後には二年間もの宿題地獄、試験地獄が待ち受けている。これを耐えた者のみが工学部、理学部、経済学部などの学部に進級できる。学部に入ったあとも、相変わらず宿題地獄が続く。アメリカで大学を卒業することは大変な難儀である。入るに易く、出るに難しい仕組みになっているからだ。ニッポンでは、たとえば、工学部宇宙工学科、文学部国文学科といった具合に進学する学部学科を初めから決めて受験し、合格したあとは単位さえ取ればほぼ自動的にそれぞれの学科を卒業する。だから入学さえしてしまえば、極楽のようなもの。入試に重きが置かれる所以である。

アイオワ大学医学部の教授になって今年で十一年目になる。折に触れてアメリカの学生諸君にニッポンの大学制度を話して聞かせてやると、一度の入試だけで宿題地獄から解放されるという大学なら今すぐにでも移りたいと言う。「入試がないアメリカの大学に入りたい」と言う前述のニッポンの若者は一度当地の学生と交替してみたらいい。アメリカの学生が一度の入試だけで済む大学に移りたいという理由が分かるであろう。

最初の二年で勝敗が決まる

学部に進級するまでの教養課程は、克己心を試される二年間だと学生たちは言う。怠けたい、遊びたいという欲望が湧いてくるのは誰しも同じ。これに打ち勝って将来に目標を定め自身をムチ打ちながら勉強するのは、並大抵のことではない。多くの若者たちは自分を甘やかし、宿題地獄に負けて最初の一学期でドロップアウトする。学部への進級はニッポンの入試のように決められた枠の数を奪い合う競争ではない。各学科で一定レベル以上の成績を修めれば、志望する学部の専攻科に進級できると約束されている。高校ではエンジニアを夢見た者が教養課程の二年間に、一転してビジネスに魅せられ、経営学部に転進したくなれば、それが可能である。高校卒業したあとの数年間は、将来の夢がコロコロ変わって当然の年齢だ。教養学部で学んだ科目や教授に影響を受けて、将来のプランが変わっても不思議ではない。この年ごろの若者はそういうものだという自然な見地に立って考えると、高校生に進む学部それも専攻科まで決めて受験させるのは不自然ではないか。

今、ニッポンで問題となっている入試ミス事件について入学事務局の人間に意見を求めると、「アメリカでは誰をどんな条件のもとで入学させるかは百％大学の極秘決断事項です。これを世間にさらし間違いだったと謝罪などして、どうして学生教育に主導権を保つことができますか。アメリカの大学は入学は簡単ですが、卒業はそうはいきません。ニッポンでは大学が学力不足の人間を卒業させたと批判されることはないのですか。わが大学では、半端な人間は絶対に卒業させないように、教師と学生のマンツーマンの教育システムを確立していますから、社会からの批判にはいつでも受けて立てるのです」と胸を張る。

そう言われてみると、ニッポンの企業では、採用した新卒の新人社員がまるで半人前にも満たぬため、かなりの期間独自の再教育プログラムをもって再教育していると聞く。卒業後、就職先の要望に即応できない無能な卒業生を社会にたれ流すことのほうが、入試ミスよりも重大な問題を含んでいると考えるのが常識である。入試手続きの不備を問うより、ニッポン以外の国では、とても大学で学んだ人間とは信じてもらえないような、半端な人間を平気で世にひり出して知らぬ顔をしている大学の現状を憂うべきだ。

入学はしても卒業できる保証は断じてないアメリカの大学に勤める目から見ると、入学できなかったために生じた損害を償えという理屈は合わない。入学させても、一年足らずのうちにドロップアウトする可能性が高いからだ。

医学部は、法学部、歯学部と並んで、宿題地獄を通り抜けて学部を卒業した者を採用する大学院大学である。猛勉強を厭わぬ訓練のできた学生ばかりであるから、ムチ打つまでもない。国が違えば、大学に対する社会の認識も、大学が理想とする理念も違う。だが、世界六十ヵ国に余る国から学生や研究者を受け入れているわが大学で、流石《さすが》ニッポンで教育を受けた若者だという評判を耳にすることが少ないのは淋しい。

医学部入学面接試験

アイオワ大学医学部の定員百五十名の募集を入学の一年前に公募する。毎年四年制大学各学部の四年生二千五百名が応募する。大学四年間の成績、ＭＣＡＴと呼ぶ医学部入学資格試験のスコア、将来展望の作文、学部長の推薦状をそえて送られてきた願書は、入学事務局で受け付ける。入学事務局では大学の成績とＭＣＡＴのスコアによって上位から六百名を選び、面接試験の日程を組む。面接試験は受験生一人につき三十分ぐらいをかけるから、六百名の面接は一日や二日ではできない。前年の九月から翌年の二月にかけて、一日五名、毎週二十五名のペースで実施する。

面接官になるのもラクではない

面接官は医学部教授が担当するが、志願すれば誰でも試験官になれるワケではない。心理学教授が企画した「面接の仕方」のセミナーを受講し、学力テストにパスしたあと面接の実技講習を受け、実技テストに合格して初めて面接官資格をもらえるのだ。わたしはこのセミナーを受講して面接官資格を取り、五年間にわたり、医学部受験生の面接試験を担当してきた。

面接試験は医学部教授二人がペアを組んで受験生一人を担当する。受験生が面接会場に呼び込まれると、大きなテーブルを間に、まず飲み物をすすめ、リラックスさせるよう努める。日ごろはカジュアルな服装の受験生も、今日だけは、髪を整髪し、スーツにタイ、足元を見るとピカピカ光らせたタウンシューズ、どこから見ても若い紳士の姿だ。

面接の問題例

面接は心理学の教授が作ってくれた定型六問題を、一題ずつ順番に問うところから始まる。まず、「なぜ医者になると決めたか？」と尋ねると、これはヤマ中のヤマだから、みんな見事なストーリーを語ってくれる。人助けをした経験、リーダーになった経験など、それぞれ個性のある回答をしてくれる。「人に助けてもらった経験」という問題は、感性を問う初めての問題だ。人を助ける医者が、助けられる人間の心情を持たずにその義務を果たせるはずがない。この問題に

「ボクは人に助けてもらったことなどない」と答えると、いくら学科ができても入学はおぼつかない。

面接のもつ比重は大きい

面接を受ける六百名の学業成績やＭＣＡＴのスコアは、一番と六百番とで大差はない。成績、ＭＣＡＴ、推薦状それに面接のいずれに、どれだけの比重を置くかは、それぞれの大学によって異なるが、面接に大きな比重を置くのが最近の傾向である。面接試験は、面接官と対話を適切に進める能力があるかどうかを評価するのが主眼目だから、前年度の問題を入手し前もって予習してきても意味がない。だから、試験問題をここで披露しても、試験問題漏洩にはならない。

人選方法は選ぶ側の決断事項

面接で人選をするわれわれ医学部教授は、社会になり代わって、医師にふさわしい若者を選ぶ責任を負っている。ニッポン社会は、医師になりたい若者は、公正に選んでもらう権利を持っているると認めているが、アメリカはそうではない。われわれ医学教育に携わる者が、主観的な判断で選んで当然だというコンセンサスがある。いま、日本政府は、医学生が医師になるまでに、一人につき五千万円の税金を投入している。ところが、医学生十人に一人は医師国家試験に合格できないので、医師として社会に貢献していない。これでは、折角投じた高額の公金を水に流すようなものだ。また、医師になったあとも、自分の描いてきた職業と一致しないという理由で、医師を辞める者が多い。医師を選ぶ決断を、高校生の未熟な動機に託した結末だ。あれもこれも、人選を獲得点数のみにゆだねる「公正」な方法で、医学部入学者を選別したらこうなるという実例だと、わたしは信じて疑わない。

仮にわれわれの面接試験による主観的選別方法が間違っていたとしても、人知には限りがあるのを認めるのがアメリカの社会通念だ。だから仮に入学選考方法が公平でなくても、われわれアメリカの大学人はテレビに向かって謝罪などしなくて済んでいる。

〔２００１・８〕

第4章

オペのイチロー
メスを措《お》く

32

幼年K

父のアスパラガス

アスパラガスの缶詰を缶オープナーに乗せて、上蓋を丸く切り取る。独特の香りが、朝のキッチンいっぱいに広がる。ふくよかなクリーム色をした丸太のようなアスパラガスには、キューピーマヨネーズと数滴の醤油を和えたソースが一番よく合う。ウイップのきいたアメリカ製のマヨネーズでは、この微妙な味は出ない。

アスパラガスを口にするたび、亡くなる前の父が朝食のおぜんでトーストした食パンと一緒に食べていた姿が瞼に浮かぶ。

日本帝国海軍機が真珠湾を攻撃した昭和十六年当時、アスパラガスやバターを塗ったトーストを常食にする人間はハイカラと呼ばれた。当時わたしは四歳半だった。ハイカラ好みの父はそれから二ヵ月後に三十八歳でこの世を去ったが、アスパラガスと父を結ぶイメージは、四歳の網膜に焼きつけられた。

幼児期に身近にあったことが緻密な絵画として記憶の中枢に収録され、何かの折に鮮明な画像として再生するのは誰でも経験することだ。アスパラガスの香りを引金に甦った六十余年前の記憶は、連鎖反応のように次から次へと想い出の小箱を開いてくれた。

傾いた家運にやむなく、幼くして大阪道修町の大手薬品問屋（現在のT薬品工業株式会社）に丁稚奉公に出ることになった父は、独学で薬剤師の検定試験に合格、薬剤師免許を取ると、故郷の生家に戻って家業の薬局再建に励んだ。当時びっくりするほどの高値で取引されたサフランを近郊の農家に栽培してもらい、これを大阪のT薬品に売るというアイデアが当たって、父のビジネスは昇龍の勢いだった。病弱な母のために、裏の空地に療養専用の離れを増築することぐらいは、何でもなかった。

木の香も新しい離れの敷居を庭から眺めると、四歳の幼年Kのちょうど目の高さにある。離れの座敷によじ登ろうにも、とても自力ではかなわなかったのが思い出される。庭から見上げるひさしや屋根はとてつもなく高いところにあり、首が折れるほどあお向いても目には入らなかった。

「ライオン歯磨」

母屋と離れは廊下で結ばれていて、その途中に手洗いがあった。ほとんど一日中離れにいて母と一緒に過ごしていた幼年Kは、用を足したくなったらこの手洗いを使っていた。五十年以上も前のことだから、当然水洗の設備はなく、日本古来のくみ取り式便所と呼ばれる代物だった。暗い小部屋の隅には、落とし紙を入れた小さな紙の箱が置いてあり、その一面には「ライオン歯磨」

と大きな文字で印刷されていた。家業は薬の小売もする薬屋だったので、もちろん歯磨き粉も仕入れ商品に含まれていた。今のようにチューブに入ったペースト状のものが出回るようになったのは、戦争が終わってしばらくたってからだった。

父はまだ病に臥せていなかったから、幼年Kは四歳になったばかり。一日一度、「ライオン歯磨」と書かれた文字とにらめっこしながら用を足しているうちに、この六文字を、画像として頭のどこかに収録してしまったに違いない。

あるとき目の前で、「ライオン歯磨」の六文字を紙にスラスラと書いたときの、母の驚いた様子は今でもはっきり思い出す。

「あんた、こんな字をいつどこで覚えたの」と聞かれて、

「手洗いの中で用足し中に」とは恥ずかしくて答えられなかった。子ども心にも気取りというものがあったのだろう。

それから母は、「ライオン歯磨」と書けた四歳の息子を、訪れる人ごとに自慢した。今にして思うと大層な親馬鹿ではあった。

たかが三、四歳の子どもだからと馬鹿にしてはいけない。子どもは大人の心をちゃんと読み取っている。母がそれほど喜んでくれるのなら、もっとやってやろうじゃないのという気になっても不思議はない。

「ハート美人」

それがこうじて、我が家から二軒ほど右隣にあった新聞販売店から、毎朝配達されてくる新聞の広告の文字に挑戦するようになった。広告コピーの、字の一画一画をじっと眺めているうちに、画像として脳裏に焼きつけてしまうのだ。憶えたコピーをその通りに紙に書くと、「おりこうさんね」とほめてもらえるのが嬉しくて、次々とチャレンジを重ねた。

あるとき、広告の中で見つけた「ハート美人」という字を覚え、得意の絶頂で母に書いて見せた。一見して驚きうろたえる母の様子がいつもと違うのは、子ども心ながら、即時に察知できた。

「こんな字を覚えてはいけません。これは忘れなさい」

いつになく険しい表情の母の顔色を見た幼年Kは、これには何かわけがあると直ちに悟った。

数年後になって、年寄にこの話をしたところ、「ハート美人」は当時出回っていたコンドームの商品名だと教えてくれた。時すでに遅く母は亡くなった後だった。四歳の子どもに他人様の前でコンドームの商品名を書かれては、

「この家庭、一体、どんな子どもの育てかたをしているのだろう?」と思われても仕方がない。うろたえた理由が分かったときには、母はあの世だったから、冷やかしの一つもできなかったのが残念である。

軍隊出身の店員

店には海軍上がりのGと、満州事変で負傷した傷痍《しょうい》軍人のTという店員がいた。昭和十六年二月、四歳になる直前のわたしはGの肩車で、紀元二六〇〇年を祝うちょうちん行列を見た。暗い通りを何百というちょうちんの灯が移動していく風景が、画像として記憶中枢にしっかり残っている。そのとき手足にできた霜焼けが疼いていたのも覚えている。

代々受け継がれてきた霜焼けになる体質は、少しの寒さでも手足が腫れ上がり疼き出すのだ。そんな霜焼けを我慢して過ごしていた四歳の冬のある日、Tは店番がてら石炭くさいガスを吐き出す練炭火ばちの側で、戦争の怖い話をしてくれた。戦場では、生きながらにして身体の一部が焼かれたり、燻されたりするのだよ、という語りは、T本人にとっては単なる体験話のひとつ。幼児のわたしに話したことなどすぐに忘れて、あとで思い出すこともない暇つぶしだったのだろう。利用可能な記憶スペースに膨大な余裕のあるわたしの幼い脳裏には、強烈な印象としてインプットされた。だから、Tの話してくれた身体の一部が焼かれる戦争場面の想像は、今も鮮明に再生される。

花街出身の家政婦

病床で思うに動けぬ母の身の回りの世話に、父はOという中年の女性を家政婦として雇った。

面長で細身のＯの背中に背負われると、頭のてっぺんが薄くはげていた。首すじから漂いくる化粧水の甘い香りが、子ども心に素敵だった。病弱な母には、まとわりつくことができなかったので、おんぶのおねだりは、専らＯに向けられた。人肌の温もりと化粧水の香りをエンジョイするために、あらゆる口実をつけて、Ｏにおんぶを迫ったのを覚えている。

そのＯが、ある日母とわたしの前で、何の目的だったか思い出せないが、懐紙を使うという事態が生じた。事態というのは少々大げさで、今風に言うならティッシュを一枚つまみ出しただけのことである。ところが、懐紙は手になじまず、なかなかつまめない。Ｏはさりげなく人さし指を口に持っていき、唾で湿らせた指で懐紙をひょいとつまみ上げた。無意識のうちの、仕なれた仕草だった。

「ふーん、なるほどああすれば、懐紙を束から離すことができるのか」と感心した。

後日、Ｏのいないところで大人たちの会話を盗み聞きしていると、Ｏの仕草を話す母に答えて、一人の大人が、

「ああ、やっぱり、Ｏさんは花街の出だからね」

と言ったのを覚えている。

側で聴いていた幼年Ｋには、花街という言葉の意味が分からない。しかしその場の雰囲気で、前のハート美人のときと同じような意味合いがあるととっさに悟ったのは、正解だった。以来、

「花街って何のこと？」

と母に尋ねることはなかった。

幼年に教えること

人の行く末は、三、四歳時にほぼ決定するというのは、本当のような気がする。その年代に幼年Kの記憶中枢に植え込まれたメモリーは、六十余年を経た今も鮮明に残っている。

ある日当時を知る人間が集まったとき、「ライオン歯磨」の一件や、G、T、それにOにまつわる幼年Kの記憶が確かかどうか問うたところ、皆からすべてその通りという返答をもらった。ある人は記憶の正確さと、それが六十年を隔てた今尚、残っていることに驚愕し、別の人は、当たり前という顔をした。

当時、母に叱られたりさとされたりしたことは無数にあったのだろうが、覚えていることは意外と少ない。当時を知る人によると、四歳にして早くも悪ガキの素質を顕示していた幼年Kは、かなり頻繁に母に叱られていたそうである。

永い人生の中で、つまずきそうになって、はっと思いとどまったという経験は誰にでもある。悪事に走るかどうかの境目に作動するのは、幼児期に無意識のうちに仕込まれ、行動を制動する中枢に組み込まれている制御機能が働くからだと信じている。

母の教えてくれたことの中で覚えているのは、他人様からモノをもらったり、何かをしてもらったとき、「ありがとう」と言わされたことだ。同様に、悪いことをして叱られたあと「ごめんなさい」と言わされた。幼い子どもにも「ありがとう」と「ごめんなさい」は言い難いときがある。叱られて、ふてくされて、頑と口をつむり、この二言だけは、なんとしても言ってやるものかと強情を張ったこともあった。

だが今の年齢になって、あらゆる場面で反射的にこの二言がすんなりと口から出るのはなぜだろう。多分、幼年期に植え込まれたメモリーの成せる業だろう。オトナになっても、この二つの言葉が言えない人は多い。それはおそらく幼児期に親がインプットしてやらなかったせいだと信じて疑わない。

記憶は、与える側のインパクトと、受ける側の感性によって、残るか消えるかに分かれる。記憶というものは、なぜ何十年を経た後でも、新鮮にリアルに思い出せるのだろう。人間の持つ記憶能力の素晴らしさには、ただただ感嘆するばかりだ。

［２０００・３］

33 少年K

国民学校二年生

昭和二十年夏、ニッポンは太平洋戦争の末期にあえいでいた。食べものはもちろん、あらゆる物資が逼迫《ひっぱく》し、日々の暮らしは困窮を極めていた。病弱な母、四歳上の姉、それに国民学校（小学校）二年生のわたしの三人家族は、三年前に亡くなった父の遺産を少しずつ減らしながら、辛うじて生きているという毎日だった。カネにはほとんど値打ちのない時代だった。母の着物が一枚ずつ、家に出入りしていた農家の手に渡ると、生命をつなぐためのさつま芋や、かぼちゃに化けていった。

しかし、姉もわたしもこの物々交換を直接目撃したことはなかった。母は、姉とわたしが登校中か遊びに出ている留守の間に、こっそりと、この取引をしていたようである。大正生まれの女に共通した意地と気配りが、子どもにみじめな姿を見せるのを許さなかったのだろう。配給を受けたわずかばかりの大豆を、素焼きの植木鉢に入れて台所の流しの下の暗い隅に置き、毎日水をかけてやると数日のうちに芽を出してもやしになる。これを着物と交換した少しの菜種油と塩で炒めて食べさせてもらったときには、この世にこんなに旨いものがあったのかと感激した。食事は、よくて一日二回、学校は昼までに終わったから、給食や弁当の記憶はない。

初等科二年ろ組の受持ちはHという名前の男の先生だった。H先生は、街で一番のお茶の商いをする家の跡取りに生まれたが、師範学校を卒業したあと、国民学校（小学校）の教師になった。父の存命中には、二人の間に往来があったと聞かされた。

もらわなかったトマト

戦争が激化し、サイパン、硫黄島に続いてオキナワが陥落したころの初夏のある日、H先生は、大皿に盛り上げたトマトの切り身を教室に持ってきてくれた。このトマトの出所は不明である。国民学校二年生の、五十人のクラス全員が喚声を上げる中で、丸刈り頭に国民服と呼ばれる五つボタンにカーキ色の軍服を着たH先生は、並んだ机の一番端から順番に前へ出るように命じた。一片が手のひらに隠れるほどのサイズに切り分けられたトマトが、全員に行き渡るのを待って、「食べてよし」という許しが出た。みんなひと切れのトマトを、時間をかけて少しずつ大切に味わって食べた。

食べ終えたころ、H先生は何を思ったのか、教壇の教卓の大皿にわずかばかり残ったトマトを指して、

「もっと食べたい人は前へ来なさい」

と声をかけた。飢餓状態の欠食児童を相手に、もっと食べたいかはないだろう。みんな一斉に

席を立って、我先にと教壇に向かった。少年Kだけが、何かに取りつかれたかのように、席に着いたままでいた。何が動機でそうしたのか、われながら今もって不可解である。何かに縛られて動くことができなかった。トマトを食べたいという強烈な衝動と、これを押さえ込もうとする強固な意志の葛藤に、辛うじて意志のほうが勝ったのだ。

H先生はわたしの席までやって来て、

「キミはトマトが嫌いか」と尋ねた。

「嫌いではありません」

「それではどうしてここに坐ったままでいるのか」

問われても返事ができなかった。うつむいて見つめたH先生のスリッパは、親指の爪ほどの、皮革の切れ端をいくつも縫い集めて作ってあったのが今もイメージに残る。

その日の午後、家に帰ると、いつものようにトンボ取りに出かけた。遊び疲れて家に戻ると、母は

「今日H先生がうちに寄られたのよ。学校でトマトの配給があったそうね。余ったのをもらいに席を立たなかったといって感心しておられたわ。よく我慢したね」

と言ってくれた。日ごろ、「モノに執着するな、人の持ちモノを欲しがるな、与えることはあってももらってはならぬ」ということに関しては、母はことのほか厳しかった。

厳しい母が、このときだけは、それまで見せたことのないこぼれるような笑顔を見せてくれた。

モノやカネが、人の営み何するものぞと大手を振って闊歩するのが今の時代だ。母が生きてい

たらなんとしただろう。宮澤賢治の「雨ニモ負ケズ」の詩が大好きだった母は、ひっそりと質素で控えめに暮らしたことだろうと想像する。

小学校四年の十月までしか、一緒に生きてはくれなかったが、教えてくれた「物欲に生きるな」という教えは、今の時代に最もふさわしい贈り物であったように思う。

U君の消しゴム

昭和二十年の国民学校二年生のクラスでは、すぐ後ろに坐っていたUという子が、体格も一番大きく、級友から怖がられていた。番長を張るわりには優しいところがあったが、勉強のできる子ではなかった。少年Kが教室に持っていくセルロイドの筆箱には母が削ってくれた「わかもと」印の入った鉛筆が三本と、普通サイズの消しゴムを四分割したものが常在していた。「わかもと」は「若素」と書いたのだろうと推測しているが、当時の健康増進剤だった。

この鉛筆は、薬局を経営していた父が亡くなる前の旧き良き時代に、店頭で商品とともに客に手渡す景品だった。母はこんな時代が来るのを予想していたのか、「わかもと」印の鉛筆のほかに買い溜めしておいた消しゴムを、大事に保存していた。その消しゴムを、丸ごと少年Kに渡してなくしたらあとがない。だから、一つの消しゴムを四分割した豆つぶほどのかけらを、筆箱にしのばせてくれた。その大切な消しゴムがある日筆箱から消えた。放課後うちに帰って消失の事実を知るや、誰もいない教室に取って返し、机の下を隅から隅まで探したが、見つけることはできなかった。今でこそ消しゴム一つぐらいがなんだと思うだろうが、当時は大変な貴重品だったのだ。文房具店に行っても絶対に買うことのできなかった時代のハナシだ。分身を切られたような思いで、ワァワァ泣きながら母に報告した。

ところが、翌日学校へ行って、ふと振り返ってびっくりした。Uの筆箱の中に見覚えのある消しゴムが鎮座しているではないか。素知らぬ顔を決め込んでいるUを睨みつけたが、相手はクラスでケンカの一番強いガキ大将である。「それは僕の消しゴムだろ」とはどうしても言い出せなくて、しょんぼりと家に帰り、この事実を母に告げた。

しばらく思案したあと、母は踏み台を持ってきて、押入れの上の袋戸棚から鉛筆や消しゴムな文房具のしまってある小箱をおろし、真新しい「わかもと」鉛筆三本と四分割した消しゴムを取り出した。それを丁寧に紙に包み紐で結んで少年Kに手渡すと、「これを持ってU君のうちへ行ってきなさい」と言いつけた。「一体何にとち狂って、人のものを盗んだUのヤツに、うちで大切にしている鉛筆やら消しゴムをやらねばならないのだ」と思って、言いつけを拒否しようとしたが、母のいつになく真剣な表情に押されて、逆らうことができなかった。

仕方なく畑のあぜ道を近道して、森の向う側にあるUのうちへ向かった。赤土の崖下に立つみすぼらしい小屋のような住居がUのうちだった。「こんにちは、U君はいますか」と声をかけると、中からUの兄らしい青年が出てきた。「今留守だが、何か用か」と尋ねる。母に言われた通り「U君に使ってもらうために、これを持ってきました」と小さな紙包みを差し出し、飛んで逃げるように家へ戻ったのを思い出す。「ちゃんと渡してきたの」と母が尋ねる。「うん」と言うと、「よかった。これで消しゴムのことは忘れなさい」と言う。「なんで忘れられようか、盗人に追い銭みたいなことをさせておいて」と幼な心に母を憎んだが、母には口応えを一切させない威厳があった。

翌日学校に行くと、Uが「ちょっと」と後ろから背中をつつく。ふり向くと、「昨日は鉛筆と消しゴムをありがとう。これは君の消しゴムだけど、僕が盗って悪かった」と見覚えのある消しゴムを返してくれた。にっこり笑った白い歯が嬉しかった。そのあと彼に向かって何を言ったかは憶えがない。Uと以前からの仲良しだったような、とてもいい気分になった。うちに戻るなり、母に今日のいきさつを告げた。母は微笑むばかりで何も言わなかった。

桜の枝

そんな母が一度だけ本気で怒ったことがある。それは春のある日のことだ。毎日何百人もの生徒が、学校に近いうちの前の道を通って、登下校していた。小さな前庭には八重桜の木があった。国民学校三、四年生の男子生徒が二人庭に入ってきて、満開の八重桜の枝を折って持ち去ろうとしていた。母は、まさに生垣を乗り越えうちの敷地から逃れようとしている二人を、先回りしてつかまえると、

「桜が欲しかったら、おばさんに言ってくれたら折ってあげたのに。よその家のものを黙って持って帰るのはいけないことですよ」

二人に噛んで含めるように諭す母の口調には、怒りはさらさらなかった。

「分かったら許してあげるから、この枝を持って帰りなさい」

いったん取り上げた桜の枝を二人に渡してやるのを見て、

「よその子どもなら、あんなことをしてもすぐ許してやるくせに、ボクがちょっと悪さをしたら、すごく叱るのはなぜだ！」と、少年Kは、心中、母を恨んだものだ。

桜の枝と一緒にお説教をくらった悪童二人は、十メートルも行かぬうちに、

「ええい、こんなものいるもんかい」

と言いながら手に持った桜の枝を溝の中に投げ込んでしまった。見ていた母は、病身でふらふらしながらも、逃げる二人をつかまえ、

「人の善意を踏みにじる人がありますか。この世の中で一番してはいけないことです」

と叱りつけた。このときほど怖い顔をした母を見たのは、後にも先にもない。少年Kをふり向くと
「あんなことは、絶対に真似してはいけないのよ。分かったね」

きつい口調で念を押した。

国民学校二年生になったばかりの少年Kでも、二人の悪童の仕業に激怒した母の気持ちは十分理解できた。モノよりも心を大事にする母だ。だから、人の気持ちを無視する悪童が許せなかったのだろう。

あれ以来、あの二人の悪童の真似だけはすまいと心に誓ってきたが、どこかでこの禁を無意識のうちに破ったかも知れぬ。

［１９９７・９］

34 仁義帳

厳禁の冷や酒

暮れになると必ず思い出すのは、少年Kが中学校を卒業するまでを過ごした母の実家にあった「仁義帳」だ。

実家は広島県北部の雪深い町で四百石足らずの造り酒屋をしていた。今は、ハイテクを使ったエアコンで、蔵の中は温度も湿度も自動的に調節できるから、酒造りに四季は無関係になった。ところが、昭和二十年代前半の酒造りは、冬に限った季節の仕事だった。仕込んだもろみ（酒をしぼる前のもと）は、温度が上ると醗酵しすぎて、酒を通りこし酢になってしまう。それを防ぐためには、仕込みの時期は冬でなければならない。温度が上がりすぎると蔵の扉を開け放し、流れ込む寒気でもろみを仕込んだ大樽を冷やす。逆に温度が下がりすぎると、今度は扉を閉め、炭火を起こして加温する。

だから、あのころの杜氏《とうじ》にとって、蔵の中の温度調節は、四六時中目の離せない厄介坊主をかかえているようなものだった。頻回に室温を計っては、四、五人いた男衆を指揮して、厚い扉を開け閉めさせるのが杜氏の正念場だった。

人手と勘だけが頼りの昔の酒造りには、杜氏や男衆のほかに、多くの下支えのマンパワーが要った。玄米から胚芽を取り除き、研磨して仕上げる精米職人、蔵に住み込んで仕込み樽を手造り修理する専門の樽職人、男たち全員の食事の世話をする賄い方の女性、酒を蔵から出し一升瓶に詰め、レッテルを貼ったあと桟箱と呼ぶ十本入りのケースに入れて出荷する係りなど、みんな手作業で忙しく働いた。それぞれの役割を持つ人が入れ代わり立ち代わり、年中働くのが造り酒屋だった。

それだけの手間暇をかけて酒を造る現場で育つと、「酒というものは、本来温めて飲むように杜氏が手間暇かけて作ったものだ。だから温め、盃に注いで、一口ずつ舌の上でよく味わってたしなむように」と言い残した祖父の言葉の意味が、この年になっても重く残っている。

「冷や酒をコップであおるのは罰当たりのすることだ。酒は必ず燗をして飲め」と戒めた祖父の言葉の裏には、酒屋の店先でコップ酒を飲まねばならぬような暮らしをするな、きちんとした料理屋の座敷で酒を飲む暮らしができるように努力しろ、という別の意味も込められている。裏の意味はさておき、表の言葉だけを素直に受けとめ今の世相にあてはめてみると、巷は無数の「罰当たり」に満ちている。それほどの冷や酒流行りの真っ只中で、一人だけ「熱く燗したヤツを一本」と頼むのは、いささか気が引ける。それでも、勇を鼓して声を張り上げ、今宵もまた頼む酒は熱燗だ。

仁義帳

話を仁義帳に戻そう。仁義帳の仁義は、ソノ筋の御仁の「おひかえなすって」で始まる渡世の挨拶のことではない。表紙に仁義帳とかかれた和紙綴りの帳面をひもといてみる。背を紙縒りで止めた手垢まみれの帳面には、先代のころから世話になっている御仁の氏名が筆で書かれていて、その下には、盆暮れの届け物の品目と数量が記されているのだ。それは、商家にとっては、一番大事な顧客情報がぎっしり詰まったフロッピーのようなものだ。たとえば、「どこそこのダレ兵衛」宅には、中元には清酒一升、歳暮にはそれに塩ぶり一本を添えるなどと、それぞれの宅に届ける品目数量が書き込まれている。一体何代前に、誰がどんな基準で定めたのか想像もつかないが、永年にわたって相応の品を届け続けてきたに違いない。義理がけの度合いに応じて、品目には今風にいうグレードがあり、一家が世話した人、義理を受けた人、それぞれの縁の厚みに応じて、あの品この数と決めたようだ。義理の格付けランキングを記載した秘伝のマニュアルが、仁義帳なのだ。

中には、すでに隠居した人や亡くなった人の名前も載っていて、もはや礼の尽くしようがなかろうと思われる宅もある。だからといって、先代が世話になっていれば残った遺族にも盆暮れの届けを欠かすことはできない。仁義帳をひもとくたび、子ども心にも、人さまにかける思いや、結ばれた絆を守ることの大切さがしみじみ伝わってくるのだった。

毎年クリスマスカードの季節になると、なぜか不思議にあの仁義帳を思い出す。クリスマスカードや年賀状、それに中元、歳暮を虚礼と嫌う意見もあるが、年に一度ぐらい人に想いをかけながら過ごす時があってもいい。それを仁義帳にして、毎年欠かさぬ行事に仕上げた昔の人の知恵には敬服するばかりである。

だが、こうした想いも相手にすんなりとは伝わらないこともある。いつぞや大昔、世話になった人たちにささやかな品物を買って、礼の印として贈ったことがあった。その中には特別大切な人も混じっていた。その人だけには違う品物を贈るつもりでいたのだが、買い物に行く時間がなかった。時は過ぎゆき気はあせったが失ったタイミングは戻らない。大切な人にだけに品物を贈る機会を逸してしまった。他の人たちに品物が届いたというニュースは、当然小さなコミュニティに広まり、大切な人の耳にも入った。他の人に届いたものが自分には届かないのだから、疑心暗鬼なさって当然。理由を話しても、時を失ったあとでは言いわけにならぬ。気まずさが疎遠を生んで、今はほろ苦い思い出になっている。贈り物の選択は、思案するより仁義帳に頼るがよいと悟った。

［2003・2］

35 四辻のピッポ

あれは、小学校の五年生のころだったと思う。

クラスでは『四辻のピッポ』という劇を、次の学芸会に演ずることが決まっていた。主役のピッポを演るよう担任から命ぜられ、くる日もくる日も、四六時中ピッポ少年になり切ったイメージで過ごしていた。あと一週間足らずで上演の日がくるというとき、舞台で本読みの稽古の最中、突然担任の教師に呼ばれ

「キミのピッポの役はZ君にしてもらうことにした。キミにはみんなと一緒に『その他多勢』の役で出演してもらう」

と一方的な通告を受けた。

太平洋戦争が終わって二、三年、朝鮮戦争が始まる少し前のころのことだ。当時、担任の教師の一言は、まさに天の声に等しかった。天の声には服従するしかない。主役としてセリフの覚えが悪いわけでもない。いくら考えても、思い当たる落ち度はないのだ。

二、三日して、それとなく耳に入った噂によると、当時はまだ父兄会と呼ばれていた今のPTAの役員をしていたZの両親から、担任のところに強い陳情があったからだという。

「なんというキタないヤツら。ごり押しをするZのおふくろもおふくろなら、それに負けてボクを役から落した担任のヤツも、腑甲斐《ふがい》ない腰抜け先公《センコウ》ではないか」

と、子供心に憤慨したものだ。当時すでに、わたしの父母は亡くなっていたので、Zのおふくろが、

「どうせ主役を演じたところで、見に来る父兄もいない子にさせるぐらいなら、うちの子にさせてやってください」

と言ったとか言わなかったとか。クラスメートの一人が、あとで耳うちしてくれた。

この一件については、さして落胆もせず、舞台の後ろの方で大勢で声を合わせて、

「それがいい、それがいい」

と一言だけセリフのあるワンサの役に甘んじた。以来、何事にも

「ま、世の中てこんなもんやろ」

という気持ちを持って対処するようになった。

あれから五十年近い年月を経た今、折に触れ、「ま、世の中てこんなもんやろ」と幼な心に縫い込んだ『四辻のピッポ』の件を思い出す。

負けてたまるか、一・五倍だ

アメリカの競争社会に、遅れて割り込んだわたしは、毎朝家を出るとき「一・五倍やぞ」と自

分に言い聞かせる。その次が「ま、世の中てこんなもんやろ」だ。一・五倍というのは、自分に課したハンディキャップのことだ。

他国で展開しているレースに横から割り込んだからには、手術の件数、外来で診る患者の数、書く論文の数、ほかの大学から招かれる講演の数など、あらゆる分野の活動で、生まれつきのアメリカンの一・五倍を保って、ちょうどタイになると思っていなければ太刀打ちできない。それは過度のパラノイア、単なる思い過ごしであって、実際はそうでないかも知れない。だが自分は他の者に常に五〇パーセントの水を空けて今の位置を保っていると確信せずには、安泰でいられないのだ。

実際、この国に半永久的に住んで、競争の厳しい仕事を持ってみると、いろんなアラが見えてくる。言葉を交す度に、必ず口論になり、互いを傷つけ合ってしまい、どうにもそりの合わないスタッフもいる。患者の中には、診てもらいに来たくせに、「どこが悪いのですか」と問いかけても、黙秘して答えず、ひたすらアメリカンの医者がわたしと交代するのを待つという人種偏見の持ち主もいる。

あれもこれも、どうにも好きになれぬという人の心の成せる業。これを人種偏見と受け取るか、「人は好き好き、こういうこともあって当然」と思うかは、受け取る側次第である。こうした折には、「ま、世の中てこんなもんやろ」という独り言がぴったりくる。

差別という言葉は、好きになれないので使いたくないが、差別を受けて世をはかなんで死にたくなる人間と、「ま、世の中はこんなもんやろ」と醒めた目で他人事のように受け流す人間では、どちらが生存競争の勝者になるかは自明である。

『四辻のピッポ』の一件で、もしもあのとき、めそめそして被差別者の立場を取っていたとしたら、その後の人生は違った展開をしていただろう。少なくとも、アメリカに移って今日まで生き残ることはできなかった。あのときの「ま、世の中てこんなもんやろ」が今も心の隅に住みついて、難関にぶち当たるたびに、わたしを支えてくれている。

「人種差別なんか、なんやねん」

アメリカの大学医学部で教授をしているというだけの理由で、一面識もない人から思いもかけぬ便りをもらうことがある。医学部教授や学生や研修医からが多いが、中には企業や病院の幹部をなさっている方からの連絡もある。

ほとんどはニッポンからだが、たまには、アメリカのどこかの大学に留学中の人からの便りも混じっている。ついこの間、受け取ったのは印象に残っているので一部を紹介してみよう。

「お便りを差上げましたのは、ほかでもありません。実は、研究室で人種差別に遭って悩んでいるからです。チーフの教授は大変な親日家で、たびたびお宅に招いてくださいます(くれます)。お宅のリビングルームの壁には日本画の掛軸がかかっており、キャビネットの上には博多人形が飾られているほどのニッポンびいきの御仁ですから、わたくしとの人間関係は極めて良好であります。ところが、研究室で仕事上の直接の上司である助教授は、どうもニッポン人を嫌悪しているらしく、わたくしの立居振舞い、会話の仕方、研究の発案、実験系の立て方、発表の仕方など、あらゆる点が気に入らないらしく、四六時中しかめっ面で、用のあるときしか話しかけてくれません。教授は朝ローカで会うと、ニコニコ微笑みかけてくださいます（くれます）。教授のセクレタリーも実験の助手たちもみんなスマイルで接してくださいますが（くれますが）、助教授との毎日が面白くなく、こんな人種差別が続くようなら、先行き不安で研究に打ち込む気になりません。わたくしはどうしたらよいのでしょうか。先生の御助言を賜りたく、不躾と知りながらお便りしました。（カッコ内は筆者）」

発信人を仮にQさんとしよう。Qさんは三十代半ば、奥さんと二人の子供を連れてアメリカの大学医学部に研究生として留学中である。ニッポンでは大学の医局で、次期幹部として教授の覚えめでたく、「将来を考えると留学歴があるなしではうんと違ってくる。君も一年ぐらい、アメリカへでも行って遊んできたらどうかね」ぐらいのことは言われてきたのだろう。

Qさんの発想には、気に入らない点がいくつかある。その中でも、アメリカンを親日派と非親日派に分ける観方が気にくわない。日本画の掛軸や博多人形があったからといって、親日家とは限らない。わたしの知人にいろんな国の絵画、人形、手芸品などを国別に仕分けし、セットとしてクローゼットにしまっておいて、訪れた客の国籍に応じたセットを取っ替え引っ替え、居間や随所に飾ってもてなしの常としている御仁がいる。博多人形ぐらいで感激するようでは裏が読めていない。ローカで会ってニコニコ笑いながら、ハローというのは、普通の人間の常識。特に、日常の挨拶には上も下もないアメリカ社会では当然のこと。それともQさんのニッポンの大学の教授は、朝ローカで部下と会っても知らん顔をなさっているのだろうか。人形やら朝の挨拶やら、うわべのスマイルで感動して嬉しがるようでは、それこそ先が思いやられる。教授という人物は、もしかしたら助教授よりも、うんと腹黒いヤツかも知れませんぞ。

ニッポンから留学してきた人たちには、自分とアメリカ人の個人、またはその社会風俗習慣との間にあって当然の軋轢《あつれき》を、直ちにニッポンvsアメリカにすり変えて見る共通点がある。Qさんと助教授の関係は、まさにその典型と言える。ニッポンにお住まいであった間、どんな世間に身を置いてこられたのかを問うてみたい。好きな人間の数倍も嫌いなヤツがいるのが世間というものだ。嫌いでも、それを表に出すと、和が乱れて世間を騒がすことになるから、互いに顔で微笑み、腹の中ではコンチキショーと思いつつ、かどを立てないように折り合うのがニッポンの暮らしである。一方、アメリカンは好きでない人間にベンチャラを言って、水を向けたりはしない。大抵のアメリカンはおしゃべり好きであるが、中には根暗な人間もいて、人と無駄口は絶対にたたかないという人もいる。

Qさんは、アメリカを考える前に、人間社会の現実を知る必要がある。三十過ぎてなお、親の加護を受け、仕事場では周囲から機嫌取りをしてもらって過ごすという、依存型人間の人生観から脱却すべきである。そうしなければ、アメリカの独り立ち人間の社会には、恐ろしくて足が踏み込めまい。人種差別されたと言っているが、その助教授が「ヘイ、ジャップ、おれはジャップは嫌いだ」とでも言ったのかね。Qさんの頭の中で作られた「助教授のヤツは、人種偏見を持っているに違いない」という思い込みのような気がしてならない。人を人種偏見の持ち主と決めつけるときには、確たる証拠がなくてはならぬ。さもなくば、相手から名誉毀損で訴えを受け、負けると何百万ドルもの出費になりますぞ。

Qさんは、まず「人種差別なんか何やねん」と思うことです。差別は、どこの世界にもあるのです。男のくせに、なんという泣き事を並べるのですか。

最後に、「先行き不安」というのは一体なんや。男が「不安」を表に出して許されるのは、今のニッポンの甘え合いの社会だけ。男は「不安」と思うことがあっても、死んでも口外してはならないのです。それがアメリカで生存するための掟でありますぞ。

「不安の表情」だの「先行きの不安」などという言葉が、日常的に許される甘い社会にいるから、ちょっと「不快」であると、やれ人種差別だの、三十過ぎた男が他人に「どうしたらよいか分からない」などと甘えて、恥と思わないのです。Qさん、あなたに贈る言葉は、何事に対しても、「ま、世の中てこんなもんやろ」と思うことです。

［１９９６・４］

36 虫垂炎こぼれ話

九月に入ると、常夏のハワイにもかすかながら秋の気配が漂う。木々や建物の影が長くなり、紺碧の空に浮かぶ雲も、むくむくした入道雲に代わって長く尾を引く鰯《いわし》雲が多く見られる。これでコスモスの花が咲き、ススキの野に虫の音、夜空に輝く満月に月見だんごが加われば、日本の秋だ。日本は相変わらず蒸し暑い日が続いているようだが、ハワイのカラッとした空気はひと足先に秋の訪れを肌に感じさせてくれる。

テラスに出て、下の海面に映える満月を見下ろしながら西瓜にかぶりつくと、過ぎし日の想いが脳裏をよぎる。日本では、西瓜はバスケットボールのようにまん丸の形をしているのが常識だ。ところがアメリカでは、西瓜はラグビーボールのような楕円形と決まっている。スーパーに行くと長径が六十センチ、短径が二十五センチほどのものを、一辺一メートル半もある巨大なダンボールの箱に盛り上げて、売っている。普通サイズのもので、ひとつ十キロ前後。値段は一キロが約八十円だから、両手に余るほどの普通サイズで八百円ぐらいだ。果物が日本と比べてベラボーに安いアメリカでも、西瓜は特別安い。値段の割には甘くてみずみずしく、当たり外れの少ないのがよい。難を言うならあまりに重すぎて、手に下げて持ち帰るのが辛いことだ。西瓜のように目方の張るものを買うと、競争の激しいアメリカのスーパー業界では店員がレジからクルマまで運ぶサービスをしてくれるから助かる。

丸一日冷蔵庫の中に置くと、冷たくてちょうど食べごろになる。赤い果肉に無数の黒い種のある古典的な西瓜と、ハワイ特産のパイナップル、マンゴー、パパイアなどを食べ比べてみると、常夏の気候には、やはり西瓜が一番だ。以来、夜ごとディナーのデザートは西瓜と決めている。

西瓜の種と虫垂炎

子どものころを過ごした広島県の田舎では、夏になると畑で取れた西瓜を井戸水で冷やし、夕食後、縁側で線香花火をしながら食べた、種をぺっぺと吐き出しながら、来年これから芽が出て西瓜が獲れるまで育つといいのに、と幼心に思ったものだ。「種を呑み込んでしまうと盲腸になるけえ、気をつけんさいよ」と大人が注意するのも待たず、「あ、飲んでしもうた」と言った従兄弟は、「こりゃあいけん、便所へ行って出してくる」とトイレに走るのだった。身体に悪いものを飲んだり食べたりしたら、もう一つの出口から出してしまえばよいという、無邪気な子どもの理屈である。こんな他愛もないエピソードが、親類の間では、その後何年にもわたって語り草になるような、のんびりした時代であった。

時は流れて、従兄弟は銀行マンになり、外科医になったわたしは渡米して「オペのイチロー」と呼ばれるようになった。これまでに、盲腸で手術した患者は日米合わせて数百人にのぼるが、虫垂炎に対してメスを手に取るたび、西瓜の種を呑んですぐトイレに走った従兄弟の顔が目に浮かぶ。

本当に西瓜の種は盲腸の原因になるのだろうか。これを確かめるため、虫垂を切除するたび、つぶさに観察するのを習慣としてきた。断っておくが、世間で「盲腸炎になって手術した」という場合の、あの盲腸炎という言葉は適当でない。俗に言う「盲腸炎」は、じつは盲腸にぶら下がっている小さな虫垂突起の炎症だから、医者の業界では「虫垂炎」と呼んでいる。これとは別に、盲腸炎という病気がある。だが、その定義どころか存在すら、医者の業界内でも、広くは知られていない。混乱を避けるため、本稿では世間でいう「盲腸炎」を「虫垂炎」に置き換えて、ハナシを進めよう。

虫垂炎は、何が原因で起きるのか、今のところ分かってはいないのだ。切除された何千もの虫垂を調べてみると、細い管の中に果物の種や魚の骨などの異物が入り込んでいるのが見つかる。こうした異物が虫垂内の流通を遮断するため、炎症が起こるというのは理屈にかなっている。ところが、虫垂の中に異物が全くないのに虫垂炎になる人も大勢いるので、異物だけが原因と決めつけるわけにはいかない。

それはさておき、今までに手術して切除した患者の虫垂から出てきた異物には、西瓜の種はもちろん、柿やぶどうなど果物の種のほか、梅干し、かぼちゃ、ひまわりの種などもあった。梅干しの種にもぐり込まれた虫垂は、卵を呑んだ蛇のように膨れ上がっていた。こんなに大きな梅干しの種が、内径五ミリほどの虫垂の中に一体どうやってもぐり込んだのか、あるいは押し込められたのか、今もって分からない。

医学は事実二割、推理八割

医学は昔から、「事実二割、推理八割の実学」と言われている。万人が科学的に納得する真実は二〇パーセントで、あとの八〇パーセントは、「ま、そんなものではないか」という医者の推理で成り立っているという意味だ。例えば、風邪をひいて医者にかかり、「センセ、いつになったら治りますか？」と尋ねると、「ま、来週中やな」と言う。「来週などと言わずに、もっと早く治してください」と詰め寄ると、「養生よくしていれば、今週末やな」と患者に責任転嫁する。こんなことをしかめっ面してもっともらしく言う医者ほど患者に信が厚い。これが仕事の八割を占める世界なのだ。虫垂炎と西瓜の種の関係も似たようなもので、「ま、原因となるかもしれんな」といったところだろう。幼い患者の虫垂から出てきたもので記憶にあるのは、果物の種のほかに魚の骨、カニの甲羅のかけら、プラスチック片、ビーズ玉、おもちゃの部品、小石、ガラスのかけらなどがあった。子どもは親の見ていないところでは、床に落ちているものは何でも口に持っていくものと知るべし。

三十年ぐらい前に大学の医局から派遣された田舎の病院では、回虫が虫垂の中に頭からもぐり込んで抜けなくなり、それが原因で虫垂炎になった人を手術したこともあった。トイレが水洗になり、下肥の代わりに化学肥料が使われている今、回虫を見る機会はほとんどなくなった。

四十年前に呑んだ石

忘れられないのは、オペのイチローがまだ小児外科医になる前、成人の一般外科にいたころ診た五十歳半ばの紳士だ。虫垂炎の診断で開腹したところ、虫垂の中から直径二センチ余りの丸い小石が出てきた。麻酔が醒めたあと、「小石を呑んだ記憶はありませんか？」と尋ねると、「はい、あります。十歳のころでしたか、悪童たちと田舎の河原で遊んでいたとき、二センチほどの小石を丸呑みした覚えがあります」

「それですよ、それ。四十何年もの間、あなたの虫垂の中で眠っていた小石が虫垂炎を引き起こしたのです」

「しかし、これまで何事もなく過ごしてきたのに、急にこんなことになるのは、何の因果でしょう？」

「さあ、どうしてでしょう？」

綺麗に洗った小石を記念にと手渡すと、

「ありがとう。家宝にします」

と、何度も礼を言って退院された。今ごろどうなさっているやら。元気ならもう九十歳を超えているだろう。

虫垂炎の手術の傷は小さいほどよいと思っているあなたにひと言。昔、手術を習った恩師たちから、「傷は大きく切れ」と教わった。やがて教える立場になり、後進に同じことを言い伝えてきたが、それにはワケがあるのだ。

四十五歳ぐらいの男性の虫垂を取ったときのこと。大きめに開けた傷から指を入れて胃を触ってみると、何やら塊が触れる。これはおかしい、とさらに傷を開いてみると、その塊はなんとガンだった。手術を中断し、外に出て奥さんに尋ねてみると、日ごろはご飯もよく食べて胃ガンの症状は全くなかったという。事情を話し、書き直した同意書に署名をもらったあと、虫垂切除術から一変して胃ガンの胃切除手術という大手術になってしまった。この方は、そのあと一長く生きられたそうだ。よかった。

明日背中からもう一度

瀬戸内海の島で唯ひとつという公立病院で働いた若かりし日、腹痛で訪れた十五歳の少年を虫垂炎と診断、即座に手術の準備にかかった。ところが、この少年、手術を明日まで待てないかと言う。中学を卒業したあと、家業の肉屋を手伝っているこの若者、生命保険の手続きに一日かかるからと憎たらしいことを言う。明日まで待つと命が危ないぞと説得し、腰椎麻酔で手術を始めた。

全身麻酔と違って、腰椎麻酔だと、手術中外科医と患者の会話が可能である。この患者、

「もう始めたか。上手くやる自信あるのんか」

と小うるさい。

言ってるうちに、手術は十分ほどで終了。手術はすでに終わったのに、

「早よせんかい。何をしとるんや。もたもたするなよ」

こんな悪態をつく患者は見たことがない。生意気なガキめ、懲らしめてやれと思って、

「開けてみたら盲腸はえらい癒着で虫垂が取れなんだんや。いったん閉めて明日背中から開けて取ったるわ」

悪い冗談を言って手術場を出た。

あくる日、病棟に回診に行くと、

「今日、何時から手術や?」と心配顔で尋ねる。

「一体なんのこと?」

「昨日の晩、あした背中を開けて虫垂を取る言うたやないか」

昨日の冗談をコロリと忘れていた。

「あ、すまん。あれは冗談やったんや。手術は上手くいったから心配いらん」

「なんや、一晩寝ずに覚悟を決めたんやど。それならそうと早よ言わんかい」

こんな冗談が許された時代もあったのだ。

［2003・10］

37 田宮二郎の代役

今から三十年近く前のことだが、大阪のロイヤルホテルで世界規模の国際小児外科学会が催された。

当時まだ皇太子と皇太子妃だった今の天皇皇后両陛下の御臨席を仰いだこの学会は、ニッポン経済がちょうど急成長にさしかかった時のことでもあり、財界から気前のよい援助があったので、何事も超一流で行こうという企画になった。恒例のレセプションには、わが国を代表する宝塚歌劇団に出演してもらったらどうかという意見が取り上げられた。何しろ宝塚で公演中の現役の組にそっくり出てもらうのだから、当然、演出は宝塚のディレクターでなくてはならない。無理を承知の上で、一九七二年の大阪万博開幕式の総合演出をした内海重典さんに歌劇団のショーのみならず、レセプション全体の演出を依頼した。こうした企画はころがり出すと雪だるま式に大きくなって、歯止めがきかなくなるところが経済大国ニッポンだ。

三時間余りのレセプションの総合司会には、大ヒットしたＴＶドラマ『白い巨塔』に主演した当時の大スター田宮二郎氏に白羽の矢が立てられた。彼は学習院大学を卒業しているから皇室との付き合いもあるに違いない。英語はペラペラ、背は高く、当代きっての美男子だ。人づてに国際学会のレセプションの総合司会を引き受けてもらえないかと事務所に問い合わせたところ、快い返事をもらうことができた。ところが、相手は、イベントに顔見せするだけでも、公演と同じぐらいのギャラを取る大スターだ。十八年前の相場にもかかわらず、今聞いてもビックリするほどのギャラの用意が要ると分かり、企画委員会ははたと困った。

学会の資金は、病気の子供を助けるための勉強会でございますといって皆様から寄付してもらった浄財だ。その浄財をレセプションの司会をするだけの大スターのギャラに浪費していいのか、いや、それはならぬという良識が勝って、ついに田宮二郎氏は幻の総合司会者となってしまった。

さて、田宮氏の代わりを誰にしたものかと鳩首会議を重ねたが、なかなかよい知恵は浮かんでこない。何度目かの会議の最中、ふっと隣の委員氏と目線を合わせたのが運のつき。

「そうや、ケン、お前がやったらどうや。お前なら、ギャラは要らんしなあ……」

すったもんだの末、「安請け合いは今に始まったことではない。えーい、やってやろうやないか。やらしてもらいまっさ」というイキサツで、田宮二郎氏の代役をする羽目になってしまった。

明日がレセプションという前日の夜も更けたころ、昼間の公演を終えたヅカガールズを乗せたバスがロイヤルホテルに到着する。ひときわ華やかな若い女性の集団で、ロビーはまるで花畑のよう。

本格的に印刷された台本を渡され、中味をパラパラめくってみると、総合司会は「ケン・キムラ」、宝塚ショーの司会は東京から招いた元ヅカガールの「天地総子」だ。レセプションのリハーサルは、朝からの結婚披露宴が全部終了した大宴会場に全員が集合し、午後十一時から始まった。バンドの奏でる音楽の何小節目かに総合司会者Kはステージに上がる。演奏が終わって何秒か後に開会を宣告する。それから、再びミュージック。そして、総合指揮を取る内海重典さんのキューで歓迎の挨拶。「レディース・アンド・ジェントルメン、これからのひととき、ニッポンの宝塚ショーを楽しんでいただきましょう。ショーの司会はミス・フサコアマチです」と言って、大役を引き継ぐというシナリオだ。リハーサルでは、バンドの音が小さくなったあと、ステージに上るタイミングがなかなか合わない。リハーサルだから、内海さんから何度もNGを出された。もちろん、バンドも遠路宝塚から来阪してのリハーサルだから、NGのたびに皆さんに「ごめんなさい。手術をするのとは、チト勝手が違うものですから……」などとと謝りっ放しである。最後にようやくOKが出たのは十二時を回ってからだった。

その後は、紺がすりに赤のタスキ、姐さんかぶりに手甲脚絆のヅカガールが二人、『赤トンボ』で始まる日本民謡のメドレーにのって各テーブルを回り、手に下げた小カゴからゲストに記念品を配って歩くという段取りなのだが、内海ディレクターはどうも二人の動きが気に入らない。二人を呼びつけると、お説教のあと、いきなり頭を台本でビシリとやったのにはびっくりした。ステージの上では独特のメークアップに華やかなドレスで観客席のファンを熱狂の坩堝《るつぼ》に追いやる彼女たちも、ジーンズ、スニーカー、Tシャツ姿でいると普通の女の子たちだ。台本で叩かれ、口惜し涙をこらえているところなど、なかなかいじらしい。

やっとOKが出たのは午前四時、夜も白々と明けかかったころだった。

「お疲れさま」という業界用語の挨拶を残し、彼女たちは夜明けのバスに乗り宝塚へと戻って行った。聞けば、その日の午後もう一度公演があり、そのあとロイヤルホテルへ出向いてレセプションのショーを演ってくれるという。

レセプションは参加者の熱狂的な興奮を呼び、全員スタンディングオベーション。みんなで『すみれの花咲くころ』を大合唱し、大成功のうちに幕を閉じた。

二十余年を経た今でも、このショーを覚えているアメリカンが何人もいる。半分は「オー、タカラヅカ、ワンダフル」と言うが、あとの半分は、「ケン、ユーの司会は抜群によかった。医者を辞めて、ショービジネスに入ったら……」と言ってくれる。

あとひと押しおだててくれたら、その気になってみようと思うのだが、テキもこちらの心の内を察してか、素早く話題を変えるので、致し方なく今も外科医をやっている。

［1996・7］

38

オペのイチロー、メスを措く

二〇〇一年は、九月十一日の同時多発テロを初めとして、世界に衝撃を与えることの多い年だった。わたしは、インターン終了以来三十八年間続けてきた外科医の暮らしにピリオドを打った。アイオワ大学病院小児外科での最後の手術は九月十四日、総胆管のう腫を持つマレーシアから留学中の二十三歳の女子学生だった。

二十三歳は、小児外科の患者としては年を取りすぎているのではという疑問もあるだろう。ニッポンでは、小児外科の患者は何歳までと年令によって制限しているが、アメリカでは、小児外科特有の疾患を持つ患者は、年齢に関係なく小児外科医がその治療に当たる。それが自然というものだ。

彼女は診断されたあと、いちど本国のマレーシアに戻って、隣国シンガポールの小児外科医にセカンドオピニオンをもらいに行った。セカンドオピニオンで、アメリカで総胆管のう腫の手術を受けるのなら、ケンキムラが一番だと言われたといって戻ってきた。シンガポールの外科医は昔、教えた人だから当然だろう。

日米両国にまたがり、約一万人の幼い患者を手術してきたが、これが最後だと思うと感無量だった。米国で手術した患者は約四千人。四千人のアメリカ国民の幼い命を助けたのだから、この国に生涯住んでも罰は当たるまいと思って、今も住んでいる。

なぜ外科医を辞めるのですか?

最後の手術の三日前、手術場の主任ナースのスージーがナース一同を代表して尋ねてくれた。

「お辞めになるのは本当なのですね。ドクターの指の動きに及ぶ外科医はこの手術場には他にいないという専らの評判なのに。今お辞めになるのは勿体ないですわ」

「そう言ってくれてありがとう。でも老いさらばえ、頭も手も動かなくなってなお、悪あがきをするのは醜悪だからね。華のうちに辞めるのが一番さ」

「まだ華のさかりではありませんか」スージーは一抹の淋しさを癒してくれる。

「ひとつむかしの話をしてあげよう」

「なんでしょう」

「二十世紀の初めには、今のような全身麻酔の技術がなかったから、肺や食道や心臓などの、胸部の手術は不可能とされていた。なぜかというと、肺を膨らませた状態を保つためには、胸腔内は常に陰圧にしておかねばならないのだが、胸を開くと陽圧になってしまうからだ。ところが、賢い人がいるのは今も昔も同じ。患者の首から下を、すっぽりと陰圧をかけた箱の中に入れておけば、胸を開いても肺は膨らんだ状態に保てることを発見したんだ。この状況下で、外科医は箱の横に開けた穴から腕を突っ込んで、開胸手術をしたのだよ」

「へーえ、想像するだけでも、難しそうですね」

「それが後に小児マヒの治療に使われた『鉄の肺』になったのだ。われわれの先達は、大変な困難を克服してきたのが分かるだろ」

「偉かったのですね」

胸部外科の父、ザウエルブルッフ教授

「この陰圧箱は、ザウエルブルッフという若い外科医によって開発された。それがきっかけで、気管の中に挿入したチューブを通して、空気や麻酔ガスを送り込む今の方法に発展したというわけだ。この技術のおかげで、今の全身麻酔や人工呼吸が生まれ何百万人もの生命が救われるようになった。ザウエルブルッフの開発が、胸部外科というジャンルを生んだのだから、彼は『胸部外科の父』と呼ばれるようになった」

「今なら、ノーベル賞ものですね」

「その通り。ところがザウエルブルッフは、第二次大戦中はナチに協力したので、西側では評価されなかった。戦後の冷戦時代には東ベルリンの外科教授として、占領中のソ連軍から特別扱いを受けた。そのころから、自分のことを超能力を持つ大外科医だと信じるようになったのだね」

「あらあら」

唯我独尊の外科医

「人間偉くなると耳に痛いことは聴かなくなる。だから親身になって聴かせてくれる人も、寄りつかなくなる。ザウエルブルッフ教授の周りは、いつの間にか、茶坊主ばかりになってしまった。権力の絶頂に立つと茶坊主のゴマスリが美しい音色に聞こえるんだね。益々増長して天下に自分ほど偉い外科医はいないと思い上がってしまった。名声を聞きつけて患者は遠方からいくらでもやって来る。押すな押すなの大繁盛でカネ、名誉、権力と男の欲しいものが三拍子そろったから、手のつけようがない。この御仁、ひそかにしのび寄る脳硬化症に気付かぬまま、無謀手術をするようになってしまった。たとえば脳腫瘍を切除するのに、開頭するや指先で腫瘍をえぐり出して知らん顔。腫瘍が消えたあとの空洞からは、当然大出血さ。弟子どもが必死の力をふりしぼっても、この出血だけは止めようがない。哀れな患者は、もちろん亡くなった」

「狂人がメスを持つのと同じですね。止める方法はなかったのですか」

「弟子の中には気骨のある者もいて、『教授、腫瘍を切除されるに当たっては、出血をコントロールなさってください』と進言すると、『この馬鹿者、天下の大教授たるこのザウエルブルッフが手術をしてやっているのに、それで亡くなるのは患者が悪いに決まっておる。貴様は弟子のくせして、このわたしに手術の仕方のお説教でも垂れるというのか。もう明日から出てこなくてもよい。破門だ』

こうして優れた弟子は一人去り、二人去り、教授は、最後に学長から引退勧告を受けるという不名誉な方法で辞任させられた」

「本当に哀れですね」

「今のアイオワ大学病院のように、スタッフの間で互いの監視や評価がしっかり機能している状況では、ザウエルブルッフ教授のような悲しい末路をたどる外科医は出ようがない。それと、今度、わたしが辞めることとは、全く別問題だけど……」

六十歳過ぎると、一年間に三百を超える手術が重荷になってきた。長丁場の手術では休憩する回数も増えた。一晩おきのオンコールで、夜中に電話で起こされると、再び眠りにつけない。浅い睡眠が何日も続くと、朝七時からの予定手術や学生の授業がおろそかになってくる。誰かに代わってもらいたくても、代替要員はいない。

だが、体力が理由で手術ができないワケではない。身体の奥から湧き上がるやってやるぜという気力が低下してきた。これが辞めると決めた理由だ。

外科医も生身の人間

他人さまの身体にメスを加える手術は、一種の合法的な傷害である。人を切れば、当然血が噴き出る。それも少量ではない。場合によっては、生命を脅かすほど大量に出血する。外科医たるもの仰天してはいられない。噴き出る血を止めねばならぬ。出血を止めるのは技術だ。どの方法で止めるかを選ぶのは、知識と経験だ。技術と知識と経験は修練によって習得できる。

外科医も生身の人間である。技術・知識・経験のすべてを習得した外科医の心身は、心情に左右される。局面に当たって気持ちが動転しては、習得した技と知と経験は機能しない。手術に際して湧き起こる不安や恐怖を押さえ込むのは気力だ。だから気力を養うことは、外科修練の大事な要素なのだ。

肝っ玉外科医

手術に不安や恐怖なんぞ今だかつて覚えたことはないと胸を張るマッチョタイプの外科医も世の中にいることはいる。そう言い切って平然としていられる御仁は、きっと山間の曲がりくねったドライブウエーを、時速百キロで駆け下りて得意顔をしている暴走族と同じ肝っ玉の持ち主だろう。暴走事故は、ひとつ間違うと自分の命を失うが、肝っ玉外科医は、手術中に手もとが狂っても、自分自身の死に至ることはない。亡くなるのは他人さまだから、不安も恐怖もあるものかと、今日もイテマエ気分で手術をなさる。

手術によって外科医の受けるストレスを、血圧や脈拍数を連続測定して調べた研究によると、手術前の手洗いを始めた時点ですでに脈拍数は増加する。いよいよ患者の身体にメスを入れる時点で、その値は最高値に達する。ひやりとする局面が訪れるたびに血圧も脈拍数も上下動し、手術が終わったあとも、しばらくは収まらない。

血圧や脈拍数を増加させるのはストレスによって、副腎からアドレナリンが血中に放出されるからだ。立ち合い前の力士、ティーショット直前のゴルファー、野球で打席に立つバッター、いずれもこうした状況では、大量のアドレナリンが血中に放出される。そのおかげで、人の身体は、通常では見られない力が湧き出るという仕組みになっている。

状況に応じてアドレナリンを都合よく放出したり止めたりできるのは若い身体の特権だ。いざというとき放出が緩慢だと困る。手術が済んだあとには、放出を止めて平静に戻してくれなければなお困る。手術場から出たあとに胸の動悸が収まらないと気持ちが悪い。この感覚は他人が外から見るだけでは全く分からない。分かるのは当の外科医だけだ。

だから、スージーや他のナースたちが、わたしがまだまだ手術ができるのになぜ辞めるのだろう、と訝《いぶか》っても不思議はない。

火の玉外科医

外科医のタイプには、先に述べた「肝っ玉外科医」のほかに、「火の玉外科医」というのがある。手術が難所にさしかかり、上手く進まないと、イライラをつのらせ、かっとなる。その結果、見境なくやつ当たりをする御仁を、「火の玉外科医」と呼ぶ。同僚外科医や研修医、麻酔医、ナースや医学生たちに向かって、罵詈雑言を浴びせまくる。

「大体お前がそこにおるから上手くいかんのや」と助手に毒づいて、「それなら、やめさせてもらいまっさ」と逃げられると、「ちょっと待て。逃げてどないすんねん。頼むから最後までいてくれ」と言った外科医もいた。

こうなると落語の世界だ。腹立ちまぎれに、手術器具で助手の手をたたいたり、手術台の下で足を蹴飛ばしたりする外科医もいる。興奮が極致に達すると、器具を投げつけたり道具台をひっくり返したりもする。

つい最近アメリカで実際にあったことであるが、手術中に始めた麻酔医との口論に激昂した外科医が、開胸した患者の胸腔の中に溜まった血膿を、手ですくって麻酔医の顔に浴びせてしまった。もちろん、麻酔医に訴えられた外科医は、病院から手術室を使用する権利を剥奪された。外科医は他人さまの生命を預かる手術中に、どんなに腹が立つことがあっても、麻酔医やその他のスタッフとは絶対に争ってはいけない。

外科医が手術中に他のスタッフと口論したり激昂したりする心理を解析すると、恐怖からの逃避反応に外ならぬ。こうした癖のある御仁は、恐怖に脅える気持ちを悟られまいとして、あるいは逃避したいがために、スタッフに当たりちらしたり、モノを投げつけたりするのだと信じている。

わたしは三十八年間、幸いなことに、「肝っ玉外科医」とも、「火の玉外科医」とも呼ばれずに済んできた。

外科医も人の子だから、手術中に心情が揺れ動くのは致し方ない。だが動揺を押さえ込むのも修練のうち。そのためには外科医というもの、強力な克己心を養わねばならない。ある酒の席で、克己心の修養を強調したところ、

「ケンさん、克己心などという旧《ふる》めかしい言葉は、きょう日《び》の若い者は知らんで。自分を甘え

たいだけ甘やかし、不都合なことや、しんどいことは『ま、ええか』で、面白おかしく毎日を送るのが、今の若い衆のライフスタイルなんやから」

数年前にメスを措《お》いた心臓外科医のドクターOにたしなめられた。

ともあれ、それやこれやで、外科医を辞めることに相成った。

「平気で嘯《うそぶ》いとるが、二ヵ月もしたら手がむずむずしてきて、また手術をせずにはおられへんで」

と言ってくれた御仁もいたが、今のところ、手も指も、全くむずともしない。

遊んで暮らすと決心したからには、仕事はゴルフと小文の原稿書きに止めおくつもりでいる。

［２００２・１］

おわりに

わたしは一九八五年から二〇〇五年までの二十一年間、神戸市消防局発行の月刊誌『雪』に小文を連載した。人生のほぼ四分の一に匹敵するこの期間中に、齢五十歳にして、外科医としての活動の本拠地を日本の地方自治体病院から米国の大学病院に移し、主任教授として異国の組織を運営したのは、通常の人生では想定外のことだろう。

この体験をエッセイに綴って発表したところ、おなじ『雪』に連載を持つ宮崎修二朗氏は、米国野球界で大活躍するイチロー選手になぞらえ、わたしを「オペのイチロー」と名付けてくれた。これが小著の奇異なるタイトルの所以である。

各ストーリーは、外科医を引退する前後の数年間に『雪』に発表した小文から抜粋、削除加筆した。各ストーリーの末尾に記された数字は、オリジナルが誌上発表された年月である。

小著の出版は、友人である西南学院大学宮原哲教授の激励、松柏社の森信久氏の出版承諾、「ほんのしろ」の本城正一氏の編集協力、それに梶俊子さんの原稿整理の労に負うところが大きい。謹んで謝意を表したい。

二〇〇七年三月

木村　健

著者紹介

木村　健（きむら　けん）

1937年広島県府中市生まれ。
1963年神戸大学医学部卒業。
2001年アイオワ大学医学部名誉教授。

1986年兵庫県立こども病院外科部長時、NYシュナイダー小児病院からリクルートされ渡米。翌年再びアイオワ大学外科外科準教授にリクルート。1990年に同大学外科教授、92年に小児外科部長に就任する。十二指腸閉鎖症、全結腸無神経節症、先天性気管狭窄症、食道閉鎖症、短小腸管症の新手術方法の開発で世界に知られる。2001年外科医を引退後ホノルルに在住。現在は日本の医学教育、卒後研修、医療制度の改革に貢献中。

日米で数千人の患者を手術した体験から、両国の文化、ライフスタイル、社会通念の違いに鋭いメスを入れたエッセイを、日本の新聞、雑誌に連載し、人気を得ている。代表作品「肥後の守」は、日本エッセイストクラブ編のベストエッセイ集『母の加護』（文藝春秋社、1986年）に選ばれ、大学の国語入試問題や中学国語の教材に使われている。本著の前編ともいうべき『アメリカで医者をやるにはわけがある』は、1995年に草思社から出版された。

オペのイチロー、世相を斬る！

二〇〇七年四月二十日　初版発行

著　者　木村　健
発行者　森　信久
発行所　株式会社　松柏社
〒一〇二―〇〇七二　東京都千代田区飯田橋一―六―一
電話　〇三（三二三〇）四八一三（代表）
ファックス　〇三（三二三〇）四八五七
Eメール　info@shohakusha.com
装丁　熊澤正人＋熊谷美智子（パワーハウス）
編集・組版　ほんのしろ
製版・印刷・製本　モリモト印刷（株）

ISBN978-4-7754-0129-3
定価はカバーに表示してあります。